Dr A. FRAIKIN

En Marge de la Médecine

PARIS
A. MALOINE, Éditeur
25-27, Rue de l'École-de-Médecine, 25-27

EN MARGE DE LA MÉDECINE

LIVRES DU MÊME AUTEUR

L'ovarite scléro-kystique, 1899, 1 vol. 300 pages, in-12 avec planches. Couronné par la Faculté de Médecine de Bordeaux, médaille d'or, 1900.

La mécanothérapie, 1 vol. de la *Bibliothèque de thérapeutique Gilbert et Carnot*. Baillière, éditeur, Paris, avec figures. (En collaboration avec le Dr de Cardenal.)

Esquisses et Opinions (en marge de la médecine). 1 vol. 300 pages. Couronné par l'Académie de Bordeaux, médaille d'or, 1911. A. Maloine, éditeur.

Déséquilibre du ventre et névropathies consécutives. — Etude pathogénique et radiologique. 1 vol. 1914.

Déséquilibre du ventre et névropathies consécutives. *Traitement par les agents physiques.* 1 vol. (collection des *Actualités médicales*. 1914. Baillère, éditeur).

Pour les neurasthéniques. Psychothérapie pratique. 1 vol. (en préparation).

Indications générales de la Thérapeutique physique dans les maladies nerveuses et les maladies orthopédiques (avec figures). En collaboration avec le Dr de Cardenal, 1 vol. 1906.

Docteur A. FRAIKIN

En Marge de la Médecine

PARIS

A. MALOINE, ÉDITEUR

25-27, RUE DE L'ÉCOLE-DE-MÉDECINE, 25-27

—

1914

AU PROFESSEUR GRASSET

Je reproduis, dans ces quelques pages, une série de courtes études qui ont paru, pour la plupart, dans le Journal de médecine de Bordeaux. *On y trouvera bien des répétitions de sens ou de termes, notamment dans la série des articles consacrés au Professeur Grasset. Je n'ai pas voulu, cependant, les retoucher ni les refondre. Je les ai donc réunies ici telles qu'elles ont été publiées au jour le jour. Il m'a paru préférable de leur laisser leur aspect de notes cursives, écrites sous l'impression du moment.*

Ce petit livre est la succession et le complément de celui que j'ai déjà fait paraître en 1910 sous ce titre : Esquisses et Opinions : en marge de la médecine. *Il procède du même principe : le droit qu'a le médecin, si mêlé à la vie moderne, de donner son avis sur ce qui l'entoure, sur la vie et les mœurs de son temps ; d'en tirer même, au besoin, les leçons morales qui lui paraissent découler de cette vision : bref, de faire, dans sa sphère et selon ses moyens, un peu de psychologie et de critique.*

*
* *

Je suis heureux de pouvoir remercier ici, sincèrement, mon cher Maître le Professeur Arnazan, directeur du Journal de Médecine de Bordeaux, *pour l'aimable hospitalité de son Journal.*

EN MARGE DE LA MÉDECINE

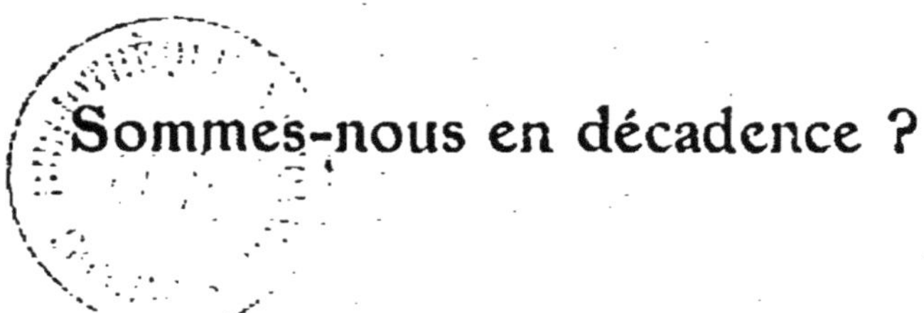

Sommes-nous en décadence ?

Au Dr F. Helme.

On trouvera peut-être que cet article n'a que de lointains rapports avec la médecine. Il en a, je crois, plus qu'il ne paraît au premier abord. S'il est un homme qui doive s'intéresser à son temps, le sentir vivre, l'analyser, en pénétrer les qualités et les tares, c'est à coup sûr le médecin. Sa science, son art, traitent de « l'homme » ; non pas seulement l'homme corporel, mais aussi l'homme spirituel. La psychologie tout entière, normale et pathologique, est de son domaine : la psychologie sociale autant que la psychologie individuelle. Il peut faire absolument sienne la maxime de Térence : *Homo sum, et humani nihil a me alienum puto.*

Et quelle époque est plus digne d'intéresser le

psychologue que la nôtre, si complexe, si trépidante, si fiévreuse, si haute et si basse, si belle et si trouble?

*
* *

Sommes-nous en décadence ? On s'est posé la question à bien d'autres époques. Et c'est un travers commun aux hommes — aux Français surtout, si portés à se blaguer, à se décrier eux-mêmes — que de vanter le passé au détriment du présent : *laudator temporis acti*. « Ah ! autrefois, il n'en était pas ainsi ! » Qui n'a entendu cette phrase? « Aujourd'hui, plus rien ne vaut. Nous sommes en décadence ! » Voilà le grand mot lâché. Et il semble qu'il soit très justifié.

Il me souvient d'avoir lu que M. Lavisse, devant qui des propos de ce genre étaient tenus, fit remarquer, avec son doux septicisme d'historien habitué à disséquer le passé et à voir de haut, en bloc, la philosophie de l'histoire, qu'à toutes les époques il en avait été de même. Comme on faisait une comparaison avec la décadence romaine et qu'on prononçait, sans y bien réfléchir assurément, les grands mots d'invasion prochaine des barbares et de péril jaune, il ajouta nettement que, malgré certains symptômes indéniables de dégénérescence, il trouvait que l'humanité actuelle, la française en particulier, était encore très valide et vivace.

En toute modestie, je me permets d'être de son avis.

*
* *

...On dîne beaucoup en ville en cette saison de l'année. C'est parfois une corvée. J'avoue en toute franchise que, n'était la fréquente répétition qui crée la satiété (et qui finit par fatiguer les estomacs les plus robustes), c'est souvent pour moi un plaisir très délicat. Je vous affirme que je ne me place pas uniquement au point de vue des sensations gustatives ! Un de mes clients, cosmopolite, qui a beaucoup roulé à travers le monde et dîné un peu partout, sous presque tous les cieux, me disait, dernièrement : « C'est peut-être à Bordeaux que l'on dîne le mieux. » Ce mot, qui me parut être sincère, me flatta infiniment.

Donc, je dînais l'autre jour dans une maison amie.

Bien qu'un peu surmené par des exercices du même genre répétés à des intervalles trop rapprochés, j'y allai avec plaisir.

Là, je suis certain que si la chère est exquise et fort bien ordonnée, les vins choisis avec un goût très sûr, très « bordelais », — un dîner, pour être sans défaut, veut beaucoup d'art et doit se dérouler comme un beau poème, — les plaisirs de l'esprit n'en souffrent pas. Je suis certain que la maîtresse et le maître de la maison se font un désir et une joie d'entendre se dérouler chez eux, *sub rosâ*, une causerie où les idées générales tiennent une large place, et aiment à grouper autour de leur table des esprits divers pour provoquer le choc d'idées variées.

Ce fut, comme je m'y attendais, un vrai plaisir, et double, des oreilles et des yeux, que ce croisement des idées et des mots autour d'une table servie avec art, parmi l'éclat des fleurs, des toilettes, des regards, le scintillement de l'argenterie et des cristaux. Conversation calme cependant, comme il convient, et qui ne devait prendre son plein développement qu'après, alors que le mélange savant des vins aurait donné aux cellules cérébrales la légère excitation suffisante, cette exaltation *post pocula* que les Grecs et les Latins goûtaient fort, et qui les aidait à philosopher après leurs banquets.

Et tandis que les dames, revenues au salon, se groupaient harmonieusement, telles de grandes fleurs, et discutaient non seulement de robes et de chiffons, mais aussi et surtout de musique, d'art, de littérature ou d'œuvres de charité (on écorche peu les absents dans cette maison-là, et cela vaut la peine d'être noté), la masse sombre des hommes, réunis au fumoir, reprenait plus à fond une des questions qui avait commencé d'être agitée pendant le dîner : « Sommes-nous en décadence ? »

Je donnai, comme les autres, mon opinion. Dussé-je vous ennuyer, je me permettrai de vous la résumer ici. Ce n'est pas que je lui prête, croyez-le bien, une très grande valeur puisque, au fond, je n'ai fait que rendre miennes quelques-unes des idées ambiantes. Et si, comme il est possible, je vous ennuie, eh bien ! vous n'aurez qu'à tourner la page et à me lâcher. Vous pouvez être persuadés que je ne vous en voudrai pas.

*
* *

Oui. Il y a des signes de décadence. Je les résumerai en trois mots : décadence du goût.

Des exemples ? des faits ? Oh ! ce n'est pas difficile à trouver...

Vous passez le soir, entre cinq heures et sept heures, dans les grandes rues du centre de notre ville, rendez-vous favori de tous ceux qui sont vraiment Bordelais dans l'âme. Voici les beaux étalages de marchands fleuristes : à côté des délicats lilas blancs, des roses somptueuses, des arums éclatants, — miracles de l'horticulture et du « forçage », — vous y pouvez voir des orchidées aux formes contorsionnées, aux teintes maladives, des œillets aux couleurs anormales et salies. Salir une corolle de fleur pour faire du nouveau : n'est-ce pas un crime de lèse-nature ?

Des dames défilent en grandes toilettes. Hétaïres ou honnêtes femmes ? Parfois le diagnostic est facile. Souvent il est impossible, même pour les yeux les plus exercés. Vous comprenez bien que je ne veux pas dire que les hétaïres ont pris le costume et les allures des honnêtes femmes. Toilettes horriblement coûteuses, mais le plus fréquemment baroques. Chapeaux immenses, surchargés de plumes, sous lesquels on ne voit qu'un bout de nez. Bonnets de grenadier. Chapeaux minuscules, abat-jour, pots à fleurs renversés, hennins du Moyen Age, calottes de velours, aux couleurs parfois criardes. Jupes entravées et courtes (croyez bien que l'hygiène n'a rien à voir dans la suppression des traînes), serrées aux chevilles et d'où sortent des extrémités grossièrement chaussées, « à l'américaine » ou, au contraire, perchées en équilibre instable sur des talons Louis XV. Ainsi fagottée, la femme à l'air d'un cône renversé où d'une toupie. Cela nous change du temps des crinolines, où le cône était tourné en sens inverse. Et le plus fort, c'est que toutes n'arrivent pas à s'enlaidir... Par quel miracle ?

Il fait tiède, on est en avril... C'est le printemps parfumé. C'est Pâques fleuries.

... Voici l'Avril;
Le soleil revient d'exil.

C'est le saison où les langoureuses romances populaires reviennent à la mémoire.

La ville est toute embaumée par l'odeur des violettes et des lilas qui emplissent les petites charrettes des marchandes de fleurs. Dans les squares, dans les parcs, les oiseaux chantent, les bourgeons ont éclaté, les arbres se parent de leur délicate dentelle, dont le vert tendre caresse les regards. Le ciel, d'un bleu fin et lavé — le ciel de France — où traînent les flocons blancs de nuages ouatés, et que voilent parfois tout à fait de grosses nuées sombres, vestiges du maussade mois de mars, laisse passer un soleil discret, mais qui réchauffe cependant. La brise encore fraîche est plus fluide.

Les passants semblent moins affairés, plus nonchalants, comme s'ils désiraient jouir, dans leur vie fiévreuse et trépidante, d'une courte trêve qui leur permette de respirer le printemps. Les promeneurs, les flâneurs, plus nombreux que jamais, s'en vont, musant, d'un pas qui traînaille, alangui, lassé, mais joyeux. A la sortie des ateliers, c'est la floraison des midinettes, qui marchent par bandes, en se tenant par le bras, légères, une fleur au corsage, le nez au vent, l'œil rieur et la frimousse plus rosée...

C'est le printemps, c'est l'éveil !

C'est l'Avril, toujours plein de charme et de délicatesse.

Il fait tiède... Mais toutes les fourrures sont dehors. Manchons monumentaux, étoles formées d'animaux divers et qui rappellent les étalages des marchands de mort-aux-rats. Par contre, en plein hiver, par les froids les plus rigoureux, nos élégantes, héroïques dans leur illogisme, n'hésitent pas à se promener dehors la gorge à l'air, décolletées comme pour un bal, la jupe fendue jusqu'aux genoux sur des jambes gantées de bas à jour, et que ne protège plus le banal jupon, cher à nos aïeules.

— Quel est donc cette sorte d'ours qui s'avance? Ce n'est pas un ours. C'est un homme, caché sous sa peau de bique, tels les enfants de Caïn « vêtus de peaux de bêtes ». Peut-être veut-il nous faire croire qu'il vient de quitter son auto ? Laissons-lui cette douce illusion.

— Il vous semble, n'est-ce pas, connaître cette dame qui s'avance, majestueuse dans son élégance. Oui, vous ne vous trompez pas. C'est bien la femme de ce petit commerçant, qui était récemment en liquidation judiciaire, et qui, vous le savez par expérience, n'a pas l'habitude de solder les honoraires de son médecin. Rien d'étonnant, car elle porte sur elle la majeure partie de sa fortune. «Paraître » : c'est-à-dire s'ingénier à montrer une façade de luxe trompeur. Voilà un défaut qui est bien français.

Vous êtes dans un salon. Un couple entre. La jeune femme est strictement moulée dans une toilette qui ne laisse aucun doute, aucun secret sur ses charmes. Et, le brave mari ne paraît pas trouver étonnant que tout le monde puisse ainsi détailler l'anatomie complète de sa femme. Voici une autre dame, froufroutante, sémillante. Tiens! pourquoi fait-elle ce mouvement de recul, dès son entrée. Pourquoi ce froncement involontaire des sourcils? Pourquoi ces sourires pincés sur les lèvres des bonnes amies? J'y suis. Elle a reconnu dans l'assistance son premier mari. C'est une divorcée. Dame, la situation est un peu gênante ; et on a beau avoir de l'aplomb...

Montons d'un cran. Si vous le voulez bien, parlons un peu des lettres et des arts.

L'Enseignement. Imbus de science et d'industrie (ce n'est certes pas moi d'ailleurs, qui irai les mépriser), les professeurs délaissent les langues mortes et poussent leurs élèves dans les mathématiques. Certes, j'aime et j'admire celles-ci. Mais le latin et le grec sont indispensables à notre formation intellectuelle française. Il est vrai qu'on voit maintenant des bacheliers qui sèment leur correspondance de fautes d'orthographe! Et quel style, grands dieux!

La littérature. Beaucoup de littérateurs écrivent bien, aujourd'hui ; aucun, presque, n'écrit très bien. C'est le triomphe du moyen, du médiocre. Une foule ; bien peu de têtes, par là-dessus. Et quelle littérature! Notre goût est habitué aux épices. On n'en trouve jamais assez. Lavedan s'est fort bien moqué de ce travers dans le *Goût du vice*. Ouvrez un journal à un sou ; lisez les nouvelles, les récits de crimes; ouvrez le roman à la mode : vous serez édifiés.

La poésie. Beaucoup de *poetæ minores*. C'est tout. Où sont les Vigny, les Musset, les Lamartine ? Où est ce fleuve toujours prêt à l'inondation : Hugo? On n'entend plus que le petit gazouillis des ruisseaux, agréable parfois. On entend parfois de jolis morceaux ; jamais de grands ensembles orchestrés.

La presse. La recherche du beau crime, du scandale, — sans souci de créer la contagion par l'exemple, — afin de faire vendre le journal : voilà son but.

Dernièrement, la malheureuse et si honorable fille de Mme Steinheil se marie ; un photographe braque son appareil sur elle ; elle veut fuir ; un ami du reporter la prend brutalement par les poignets et la tient, tandis que l'autre prend un cliché ; les mêmes reporters envahissent l'église pendant la cérémonie nuptiale et y font briller le magnésium, malgré les protestations indignées de l'assistance. Un journaliste en mal de copie affirme que l'honorable Mme Curie a une liaison coupable avec son préparateur. Il se tire d'affaire, ensuite, en écrivant une lettre de démenti et de plates excuses. Qu'est-il devenu, le classique mur de la vie privée ? et comment une telle femme, honneur de notre temps, n'est-elle pas à l'abri de pareilles manœuvres ?

Le théâtre. La « Comédie-Française » abandonne peu à peu le classique pour représenter des pièces modernes, de valeur souvent nulle. Il faut bien faire de l'argent. Le dramaturge le plus demandé, le trusteur du succès, actuellement, est M. Henry Bataille. Certes, il a un grand talent ; mais morbide, énervé, fiévreux, et qui peint bien son époque. Et son thème favori est le droit absolu à l'amour, l'éloge de l'individualisme intégral, de l'égotisme absolu. J'aime mieux Dumas fils et Augier, dût-on me traiter de « pompier ».

La triomphatrice, aujourd'hui, au théâtre, c'est la « revue ». A Paris, elle a envahi même les théâtres les plus importants. Il s'y dépense assez d'esprit. Il s'y dépense beaucoup de basse grivoiserie et de sous-entendus. Il s'y montre beaucoup de jambes. Un de mes amis me disait : « Au fond, la réussite dans une revue, c'est une affaire de jambes. » Et en disant : jambes, vous entendez bien que j'emploie cette figure de rhétorique qui consiste à désigner la partie pour le tout. Sous prétexte de renouveler l'art antique, toute revue qui se respecte — et qui ne nous respecte pas — nous exhibe des danseuses lascives, dont la nudité s'accentue de voiles transparents, et des apothéoses où le seul vêtement est parfois la feuille de vigne élargie en ceinture ; soyez persuadés qu'on la rétrécira.

Je crois que ce pauvre M. Bérenger a renoncé à la lutte.

Les arts plastiques. Oh ! ils sont bien malades ! C'est là, aussi, qu'il y a une foule et bien peu de têtes. Le Salon d'Automne, le Salon de Printemps, le Salon des Indépendants nous montrent tous les ans, chacun, 6.000 toiles environ. Et je ne parle pas des Expositions particulières, à Paris, en province. Qui dira ce que deviennent tous ces kilomètres de toile peinte ! L'impressionnisme, dont j'aime beaucoup les protagonistes, a eu cette grande qualité d'introduire en peinture le goût de la vraie lumière, de l'atmosphère, du plein air, de nous débarrasser du vieux « jus de bitume ». Mais que de crimes on a, depuis, commis en ton nom, pauvre impressionnisme ! que de femmes jaunes, vertes, bleues..., comme disait César de Bazan ! A combien de nullités cette étiquette d'impressionnisme a-t-elle permis de simuler un talent — c'était hors de l'ordinaire, donc ce devait être bien — qui se décelait par un dessin aussi médiocre que les couleurs étaient crues et criardes. Le tout a abouti à ce « cubisme » d'hilarante mémoire, où les paysages, aussi bien que les académies, donnent l'impression heurtée de ces constructions enfantines, faites par l'assemblage de petits pavés de bois ; et au « futurisme », plus amusant encore. Ah ! les joyeux farceurs ! ou bien, les pauvres fous...

La musique. J'entendais, il y a quelque temps, à l'Opéra, *Tristan et Iseult ;* puis, dans un concert, la 6e symphonie de Beethoven, le Concerto en *mi* de Mozart, une sonate de Brahms, une Fugue de Bach. Voilà le génie dans toute son ampleur, sa force, sa sûreté. Et je me rappelais telles musiques compliquées, fatigantes à force de science, d'un Debussy, d'un Dukas, d'une Chaminade. Certes, ce sont, à un certain degré, des maîtres. Et je les aime, tout de même, quelquefois. Mais que voulez-vous ? Je les trouve trop nerveux, trop maladifs. Et puis, je ne suis pas tranquille, quand j'entends une série d'accords, dont la complexité est telle qu'ils donnent à mon oreille l'impression d'être faux. Avec ce grand sourd de Beethoven, je n'ai jamais ce doute.

Montons d'un cran. (Est-ce bien monter ?) Abordons la politique. Il faut aux politiciens des étiquettes de plus en plus rouges, de telle sorte que l'opportuniste d'hier est devenu le radical-socialiste d'aujourd'hui. Des meneurs socialistes, experts à détruire, sans savoir comment ils reconstruiront, inondent les masses crédules du flot de leur éloquence facile. Un illuminé — je veux le croire sincère — prêche la désertion devant l'ennemi et l'assassinat des officiers. On le condamne à la prison, et très justement selon moi, car un Hervé est plus dangereux avec ses théories qui mettent en péril la Patrie, qu'un Vaillant ou un Ravachol, avec leurs bombes. De bons humanitaires sollicitent sa mise en liberté, sous prétexte qu'on ne doit pas emprisonner pour délit d'opinion, de libre pensée. La parole, l'écrit, ne doivent pas être libres, quand ils constituent un danger social.

Des ministères plus ou moins amorphes se succèdent dans le trouble. Une affaire marocaine et allemande nous secoue jusque dans nos bases. Tout est dans cette affaire : confusion, suspicion, secrets ; le résultat est de nous priver d'une de nos colonies, de démontrer la faiblesse d'une diplomatie et d'un gouvernement désemparés, et au fond de nous laisser diminués.

Les plus fermes partisans de la République, les plus anciens, ceux qui la trouvaient « si belle sous l'Empire » ne peuvent s'empêcher de prononcer ce mot : le gâchis. J'entends ceux qui sont de bonne foi, que n'aveugle pas le sectarisme. On pourrait dire, en toute vérité, avec Hamlet, qu'il y a chez nous quelque chose de pourri. Des esprits audacieux, au moins en théorie, et qui probablement ne réfléchissent pas bien à fond, regrettent un Napoléon [1] et réclament un dictateur. Vœux stériles, d'ailleurs. Il y a peut-être actuellement des ambitieux de la dictature (il y a bien eu Boulanger) ! mais ils voudraient la dictature avec ses avantages, sans ses dangers : une dictature tranquille, de tout repos ; et ils se hâteraient de disparaître si le moment psychologique arrivait.

Nous sommes submergés par le fonctionnarisme, ruine de tout haut individualisme, destructeur de tout effort personnel. La plupart des Français désirent faire de leurs fils des fonctionnaires, à cause de la fameuse retraite. Comme s'il n'était pas plus avantageux de faire sa retraite soi-même par ses économies !

1. Napoléon est très à la mode actuellement, il est bien porté. J'avoue que si j'admire (*admirari* veut dire en latin : s'étonner) cette force de la nature, cet immense et brutal génie, je ne l'aime pas du tout. Je déteste les grands tueurs d'hommes, j'éprouve pour eux une répulsion. Napoléon, s'il nous a laissé un nom et beaucoup de gloire, a laissé une France épuisée et diminuée. Et Iéna a engendré 1870. C'est payer la gloire trop cher.

On essaie de faire mourir tout à fait les langues mortes, ces langues auxquelles la nôtre doit tant, à qui nous devons d'être ce que nous sommes. Et ceci, dans le but de plaire au grand électeur, le primaire ; car les langues mortes, cela constituait une aristocratie. Encore un signe de ce nivellement par en bas, de ce faux et néfaste égalitarisme, de cette peur de l'inégalité, de cette anisophobie signalée par Grasset. N'allez pas croire, au moins, que je méprise les primaires ! Loin de moi cette pensée. Je connais beaucoup de très grandes intelligences, de grands esprits qui ignorent les langues mortes. Mais ils sont Français ; ils savent leur français. Et leur mentalité de Français et leur langue française, à quoi les doivent-ils ? mais à tout le passé, au latin et au grec qui en forment l'humus, toute la substance. Nous sommes des Latins. Toute notre ambiance est latine. Et nous le resterons, malgré tout.

Quelques signes, encore ; et il y en aurait bien d'autres.

Un professeur d'anatomie n'a pas l'heur de plaire à ses élèves. Non seulement on le « chahute », mais on lui lance à la tête des réveille-matin, au risque de le blesser grièvement. Avouez que c'est un peu excessif !

Le jury acquitte Mme Steinheil. Et les avocats stagiaires la portent en triomphe [1] !

1. Voici un autre cas-type, tout récent (mars 1914). La femme d'un ministre, irritée par une campagne politique dirigée contre son mari par un journaliste, tue froidement celui-ci de six coups

Le crime, la prostitution, la pornographie, l'alcoolisme augmentent sans cesse. On fait tout pour les encourager. Les jurys prononcent des acquittements scandaleux, des pénalités dont l'infimité nous étonne...

Je m'arrête, car j'abuserais de la patience de mes lecteurs [1].

*
* *

Parbleu oui ! les signes de décadence ne manquent pas. Nous sommes en train de perdre cette qualité bien latine : le sens de la mesure. Nous

de revolver. Comme explication, elle déclare — elle, femme d'un membre du gouvernement ! — qu'elle s'est fait justice (? !) elle-même, parce qu'il n'y a plus de justice en France. Ai-je besoin de rappeler que les dessous politiques qui amenèrent cette campagne et ce crime n'étaient peut-être pas d'une clarté, d'une propreté, d'une moralité remarquables ?

Encore un autre exemple récent (on a vraiment l'embarras du choix). Une danse peu gracieuse, assez lascive, bien moins jolie que la valse, et qui nous vient des basses classes de la République Argentine — le tango — fait fureur. Mais pas, comme on pourrait le croire, dans le peuple (le tango ne vaut guère mieux que la valse chaloupée) mais dans le monde chic. La folie de nos snobinettes est telle qu'elle émeut même les évêques, et qu'ils se croient obligés d'interdire ces balancements excessifs. — L'engouement de nos jolies détraquées a été si grand qu'on a vu des professeurs de tango', furlâna, trémoutarde, et autres... balançoires, venus du Brésil, de l'Argentine, ou plus simplement de Montmartre, amasser en quelques mois de véritables fortunes.

1. Je n'étudie pas ici en détail ces derniers points, les ayant déjà développés à plusieurs reprises (voir *Esquisses et Opinions*.

manquons assez de caractères ; nous nous targuons trop de notre amoralité, et nous affichons sottement un dilettantisme de mauvais goût.

Et cependant, ces symptômes ne sont pas suffisants pour qu'on puisse affirmer la décadence absolue. Et bien d'autres signes démontrent même qu'il y a un revirement, une noble réaction. Si le goût est en décadence, ce qui fait le fond même d'un pays, d'une race, est en hausse.

La décadence a été accentuée par la génération qui est née ou qui a grandi après 1870. La génération qui monte, qui est sportive, est moins nerveuse, moins usée, moins mièvre, plus portée à l'action. Il semble qu'elle veuille infuser à la France un sang nouveau. De jeunes romanciers paraissent, qui agitent de vastes problèmes et délaissent le banal adultère. [illegible] théâtre, on applaudit le *Tribun*, l'*Apôtre*. La philosophie, après bien des flottements, semble devenir plus doctrinale. Les œuvres de charité et d'éducation sociale se multiplient. L'hervéisme suscite une réaction du patriotisme ; non pas le chauvinisme bête de café-concert, superficiel, en toc, qui attriste plus qu'il n'enthousiasme ; mais un patriotisme sûr, profond, puisé dans la substance même de la nation. Oh ! le beau, le bon, le brave pays, qui a su conserver dans l'affaire d'Agadir, en regardant la ligne bleue des Vosges, une attitude fière, calme, courageuse, admirée de tous.

« Ah ! les braves gens !... » comme disait le vieux Guillaume de Prusse, contemplant la charge de Sedan.

Et la science ! Elle n'est pas en décadence, celle-là ; et la science française moins que toute autre. Loin de moi la pensée de vouloir faire ici un tableau des conquêtes scientifiques modernes. Il y faudrait trop de place ; et vous le connaissez aussi bien que moi. La découverte du radium, de la télégraphie sans fil sont d'hier. Les multiples applications industrielles de la chimie, de la physique sont d'hier, d'aujourd'hui, de demain. Les sciences naturelles ne demeurent pas en arrière. La médecine et la chirurgie, grâce à la bactériologie, à l'antisepsie, aux progrès constants de la clinique, à la physique, à la chimie organique, marchent à pas de géant.

L'automobilisme se développe surtout en France. L'aviation, elle-même, est d'hier. Et elle est surtout française. Si elle prouve chaque jour notre génie scientifique, elle démontre les qualités fondamentales de notre race : audace, héroïsme, amour chevaleresque de la gloire, mépris du danger. A l'Ouadaï, au Maroc, des héros meurent ; il sont immédiatement remplacés. De même, dans les épreuves d'aviation, des héros meurent ; aussitôt d'autres héros prennent des ailes et s'élèvent, sublimes, dans l'azur, plus loin, plus vite, plus haut.

Nous entrerons dans la carrière
Quand nos aînés n'y seront plus.

Ils y entrent alors que les cadavres de leurs frères, de leurs cadets, sont encore chauds. Pas la moindre hésitation ; rien que de l'enthousiasme. Tels les coureurs antiques, ils prennent le flambeau, encore allumé, ils vont de l'avant, sans un regard en arrière.

... Il y a quelques jours, je rêvais au pied de l'Arc-de-Triomphe, devant la sublime *Marseillaise* de Rude. Et j'eus plaisir, rentré chez moi, à lire la paraphrase qu'a donnée Rodin [1] de ce sublime poème de pierre. Elle a failli hurler de nouveau, la farouche guerrière, entraînant à la lutte les vieillards, les adultes et les adolescents. Qui sait si elle ne hurlera pas demain ? De quoi demain sera-t-il fait ? Ce jour-là, nous en sommes tous certains, c'en sera fini de la décadence...

La barque allait peut-être à la dérive. Elle était en péril. Mais nous sommes en train de donner le coup de barre sauveur. Non ! nous ne sommes pas en vraie décadence. Il ne faut pas que nous soyons en décadence. Dans l'évolution des peuples, envisagés comme un organisme, il y a, ainsi que dans l'évolution des individus, des cycles qui se déroulent avec une sorte de fatalité. Il y a des âges critiques. Une fois la mauvaise période franchie, il peut arriver qu'on en sorte plus fort. Il faut qu'il en soit ainsi. La barque ne peut pas chavirer ! Reprenons le sens de la mesure et nous serons sauvés.

... *Fluctuat nec mergitur*. C'est la devise de Paris. C'est, aussi, la devise française.

Avril 1912.

1. Rodin. *L'Art*, 1 vol.

Une conscience

A Monsieur le Professeur Arnozan.

Un des meilleurs chirurgiens d'aujourd'hui, le Dr Guinard, est mort, stupidement tué par un de ses malades, un déséquilibré. Lui, qui fut par excellence le type du chirurgien consciencieux et bon, meurt, abattu à coups de revolver par un de ses opérés qui, dans sa folie, s'est cru victime d'un tortionnaire méchant et maladroit.

La destinée, stupide et souvent féroce, a de ces ironies. Cette mort, du moins, aura-t-elle pour résultat de modifier l'opinion publique, qui nous est de plus en plus ennemie et qui est coupable, indirectement, de ce meurtre ? Ce n'est pas bien sûr. Le mouvement antimédical est trop général, trop étendu ; les attaques sont trop répétées, trop vives, pour qu'on puisse espérer le voir rétrograder actuellement. On discute couramment les médecins, qui risquent chaque jour leur vie pour leurs malades ; on les bafoue dans les journaux, les livres, au théâtre ; tout malade non guéri — ou même guéri ! — se croit en droit de poursuivre son médecin devant les tribunaux. Cette mauvaise semence est tombée dans un terrain propice, elle a germé dans le cerveau d'un dégénéré ; elle l'a conduit, logiquement, au crime.

Faut-il beaucoup s'en étonner ? Ont-ils le droit de se montrer surpris d'un pareil crime, les magistrats qui condamnèrent injustement le Dr Bazy ?...

Au moins ne manquons pas de célébrer le courage, la hauteur d'âme de celui qui comptait parmi les meilleurs d'entre nous. Exaltons cette mort sereine et sublime, digne des plus belles pages de Plutarque, et qui fut la mort d'un sage, illuminée par l'aurore des éternels espoirs. Utilisons cette mort — puisque aussi bien nous n'y pouvons plus rien — pour montrer au public et aux jeunes qui embrassent courageusement une profession encombrée, dangereuse, et qu'on voudrait avilir, ce qu'était ce chirurgien.

Il fut totalement un homme, au sens complet que les Latins donnaient à ce mot : *vir*.

Le Dr Guinard s'est senti frappé à mort ; il ne s'est fait aucune illusion sur l'issue fatale. Pour rassurer les siens, groupés autour de lui et abattus par la douleur, il a feint de croire à une guérison possible. En réalité, heure par heure, il a suivi les progrès du mal implacable, il a indiqué à ses internes les symptômes qui prouvaient indubitablement l'approche de la fin. Avec une lucidité effrayante, il s'est analysé jusqu'au bout. Il a vu venir la Camarde ; mais il n'a pas baissé les yeux, il l'a regardée bien en face, à la Cyrano, mais très simplement, en homme habitué à elle, sans pose, sans forfanterie, comme une vieille connaissance. Une seule plainte, qui trahissait les souffrances horribles : « Que c'est donc long à venir ! » Un seul mot, froid et calme, au dernier moment, le mot d'un héros, et aussi d'un savant qui constate qu'il ne s'est pas trompé dans son diagnostic suprême : « Voilà ! »

Ah ! les nôtres savent mourir ! A ceux qui pourraient encore en douter après la fin antique d'un Guinard, d'un Mesny, je conseillerai de lire les pages que mon confrère et ami le Dr Helme a consacrées à Bouilly et à Codet. (*Jardins de la Médecine.*) Je défie les plus sceptiques de les lire sans émotion.

La mort de Guinard a été digne de sa vie. Il fut un chirurgien éminent ; il fut, tous ceux qui l'ont approché le proclament : une conscience.

J'avais lu naguère, lorsqu'il succéda au Dr Lucas-Championnière dans son service de l'Hôtel-Dieu, sa Leçon d'ouverture. Elle m'avait frappé par la hauteur des vues, la noblesse des aperçus, la dignité des conseils qu'il donnait aux étudiants. Et (que l'on me permette de me citer moi-même) j'avais dans un livre paru l'an dernier [1], écrit cette phrase dans un chapitre destiné « à un jeune homme » :

« Sur la conduite pratique à tenir à l'hôpital, consulte la Leçon d'ouverture du Dr Guinard. On ne saurait mieux dire, ni plus éloquemment. »

Maintenant qu'il est mort, et avant que l'éternel

1. Fraikin. *Esquisses et Opinions.* Maloine, éditeur.

niveleur, l'oubli, ne fasse disparaître sa mémoire — tout passe et les morts vont vite chassés par la ruée de la vie quotidienne — il est utile de relire ces belles pages ; il est bon d'en citer quelques passages. Elles font honneur à l'humanité et consolent des bassesses, dont le flot monte parfois un peu trop.

Le Dr Guinard envisageait dans sa Leçon les rapports des étudiants à l'hôpital avec les malades et avec leurs maîtres. J'en reproduis ici seulement quelques extraits :

« Un engagement tacite nous lie à la population hospitalière, disait le Dr Guinard. Nous devons prodiguer aux malades tous les soins nécessaires, avec la gratuité la plus scrupuleuse. Et ils acceptent, en retour, de servir à l'instruction professionnelle des élèves... Il faut être avec eux d'une douceur et d'une patience de mère. Le chirurgien bourru et brutal ne doit plus exister. Vous serez doux et patients avec les malades...

« Pour les femmes, spécialement, je vous recommande de prendre, dès le début de vos études, l'habitude de respecter leur pudeur, même quand elle est feinte, et de bannir toute indiscrétion inutile de vos interrogatoires... Pas de curiosité inutile, pas de questions indiscrètes, pas de questions maladroites, pas de questions inquiétantes ; par là j'entends toute question qui peut frapper le moral de votre malade.

« ... On prend aisément à l'hôpital, disait-il, la mauvaise habitude de ne considérer le malade que comme un *sujet*, et de se laisser aller à parler devant lui en des termes qu'il comprend souvent beaucoup mieux qu'on ne croit. Ne dites jamais devant un malade qu'il a un sommet suspect ou une caverne du poumon. Apprenez de bonne heure l'art des périphrases et des synonymies. Ne parlez jamais de cancer, ni même d'épithélioma. Ne demandez pas crûment : « Avez-vous des cancéreux, avez-vous des tuberculeux dans votre famille ? »

« L'esprit du malade est en éveil ; il a souvent lu, pour son malheur, et mal compris, de mauvais livres de médecine, avant de vous consulter, et il cherchera dans quelque dictionnaire la signification des mots qu'il n'aura pas compris... Un mot peut le désespérer jusqu'à le conduire au suicide... Pendant quelques années, on ne parlait plus que de bacillose ; mais ce terme est bien près d'être *brûlé*. Dites qu'un sommet respire mal, que vous trouvez des signes de géode ou de spélonque... Je vous laisse le soin de multiplier les exemples.

« ... Je ne vous ferai pas l'injure de parler de dévouement, de bienveillance, de charité. Mais j'ajouterai que vous devez aimer les malades, vous intéresser à leur mal, les suivre avec soin. Et ce faisant, c'est votre succès dans la clientèle que vous préparez. N'oubliez pas que vous êtes toujours jugé par quelqu'un, dans le moindre mouvement à l'hôpital et dans vos actes les plus insignifiants en apparence...

« ... Une justice immanente vous récompense un jour du zèle que vous avez mis à soigner vos malades des hôpitaux. C'est ainsi que pour réussir vous n'aurez pas besoin d'user de ces moyens si bas, que le jargon du jour appelle le bluff, la mousse ou la piaffe, et, qu'à défaut de conscience, votre intérêt bien compris vous poussera à être tout simplement honnêtes et consciencieux. »

Je me garderai bien d'ajouter à ces paroles des commentaires. Ils ne pourraient qu'en affaiblir la portée.

Le Dr Guinard fut un chirurgien savant et habile, consciencieux et bon. Nous pouvons être fiers de sa vie et de sa mort ; et nous devons saluer sa tombe avec un profond respect et un légitime orgueil.

9 juillet 1911.

Une Erreur

A Monsieur le Professeur Letulle.

Je crois, Monsieur et honoré Maître, que vous venez de prendre, si j'ose dire, quelque chose de sérieux pour votre... tuberculose. Les praticiens n'ont pas hésité à vous démontrer qu'ils n'accepteraient pas aveuglément les dogmes proclamés par l'Académie de Médecine. Et ils n'ont point tort.

Aussi bien — quelque grande et respectueuse que soit l'estime que j'éprouve pour votre œuvre scientifique et pour votre beau caractère — je dois à la vérité de reconnaître que vous vous étiez chargé, en présentant votre rapport sur la déclaration obligatoire de la tuberculose, d'une besogne ingrate et difficile. Le tiers-état médical, — qui ne doit pas être « tout », mais qui compte bien pour « quelque chose », et qui se rebiffe parfois, depuis quelques années, — vous l'a bien fait voir.

Au surplus, ne vous tracassez pas trop. Une loi eût été draconienne et inapplicable. Mais les praticiens — et vous le savez bien ! — chaque fois que les circonstances le permettent, appliquent à la tuberculose les principes de la désinfection. Ils le font en silence, en douceur, sans avoir recours à M. le Maire ou à M. le Préfet ; donc sans vexations ; voilà tout. Mais, tout en faisant, comme toujours, consciencieusement et intégralement leur devoir, ils repoussent l'immixtion de la Loi et des Pouvoirs publics dans cette affaire, et ils désirent demeurer juges des cas où l'application du devoir professionnel est possible. Je le répète — et, en votre for intérieur, vous êtes peut-être de cet avis, maintenant, après toutes discussions entendues, — ils ont raison.

Quand le malade (ou sa famille) connaît son diagnostic, l'application de la désinfection n'est pas difficile, et on peut en général le convaincre, le décider. Quand le malade est seul, qu'il ignore la nature exacte de son mal, qu'on ne peut la lui dire, c'est moins commode. Et cela devient ultra-difficultueux, quand le malade n'est pas chez lui, qu'il séjourne en passant dans un hôtel, par exemple au cours d'une villégiature.

Cependant, avec du tact, de la diplomatie et une bonne dose de patience, on peut y arriver presque toujours.

Ceci, tous les praticiens le font, quand ils le peuvent, chaque fois qu'ils le peuvent. Point n'est besoin de l'intervention gouvernementale, qui n'ajouterait rien à leur mode d'agir, et qui offrirait ce grave défaut de ne tenir aucun compte des nécessaires contingences.

— Puisqu'on est en train d'inventer des lois, il en est une qui s'impose ; la loi répressive de l'alcoolisme et de la « bistrocratie ». Voilà qui ne serait pas inutile pour lutter contre la tuberculose.

Mais nous pouvons être bien tranquilles. Cette loi, nos honorables des Folies-Bourbon ne la voteront jamais...

22 décembre 1912.

Doit-on le dire ?

A un Confrère.

Vous êtes, mon cher Confrère, un homme énergique et décidé. Vous allez dans la vie d'un pas ferme, droit devant vous. Vous estimez que la médecine est une science bien plus qu'un art ; donc qu'elle doit, s'appuyant sur ses principes, marcher sans se laisser arrêter par aucune considération secondaire, par un vague humanitarisme, trop à la mode ; sans souci des vaines contingences, du sentiment ni de la nuance, cette nuance qu'a chantée Verlaine et qui pour lui était une des conditions de l'art...

Comme tant d'autres, vous avez voulu donner votre avis sur cette question de la déclaration de la tuberculose qui a provoqué de la part des Praticiens une telle levée de boucliers. Et vous l'affirmez tout net : « J'estime que la déclaration de la tuberculose est nécessaire. Cela nous obligera, il est vrai, à divulguer à tous nos tuberculeux la nature exacte de leur maladie. Mais c'est pour nous un devoir strict. Tout tuberculeux doit savoir qu'il est tuberculeux, donc contagieux. Pourquoi ne pas dire aux malades ce qu'ils ont ? Puisque la tuberculose est « la plus curable des maladies chroniques » (Grancher), l'individu doit s'effacer devant la société. Le tuberculeux qui s'ignore est un danger pour la société. »

Oh ! parbleu ! je sais bien que votre raisonnement est parfait, en principe. Mais je me demande si vous ne le changeriez pas si par malheur vous veniez à être atteint vous-même de tuberculose, vous ou quelqu'un de ceux qui vous sont chers ? « Du sentiment, encore », me direz-vous. « On en a déjà trop fait en toutes matières, depuis quelques années. » C'est assez vrai. Mais je crois que si le sentimentalisme est parfois tolérable, c'est en tout cas plutôt quand il s'agit des malades que quand il est question d'acquitter scandaleusement des criminels. Oui ; il y a des tuberculeux à qui il faut le dire : ceux qui ont un bon système nerveux, qui ne s'affolent pas outre mesure. Puis les imprudents, les casse-cou qui ne veulent pas s'arrêter, se soigner, et à qui il faut faire peur si on veut les guérir. Mais il y en a d'autres, pusillanimes (ce n'est pas de leur faute, et vous n'avez pas le droit de les mépriser s'ils sont ainsi), pour qui la divulgation de la maladie équivaut à un arrêt de mort. Jusque-là ils doutent, ils ne sont pas sûrs. Quoiqu'ils aient l'air d'être bien renseignés sur leur sort et de « ne pas se faire d'illusion », ils la gardent, cette bienheureuse illusion, et elle demeure un de leurs plus certains moyens de défense, car elle maintient le ressort tendu et le système nerveux en équilibre. Renseignez-les exactement : vous en ferez des condamnés à mort. Et vous constaterez combien vite, quand le grand ressort est cassé, un organisme est détruit qui, jusqu'à ce moment, luttait contre l'infection. Oh ! comme je me méfie de ces malades qui viennent nous trouver, fermes, courageux, confiants en apparence et qui nous disent : « Docteur, il est inutile de rien me cacher. Je sais que je suis tuberculeux (ils vont même, dans leur angoisse de *savoir*, jusqu'à dire que le diagnostic leur a été déjà révélé par un autre confrère), cela ne m'effraie pas, mais je voudrais être renseigné sur le degré de mon mal et sur ce que je dois faire. » D'aucuns même usent desubterfuges, parlent moins rondement, et essaient de nous extirper la vérité par bribes et par surprise. Je me garde bien de tomber dans le panneau, sachant qu'en me laissant arracher ce secret je risque de porter un coup fatal au pauvre diable. J'attends qu'une enquête serrée m'ait indiqué si je puis dire la vérité et s'il y a nécessité ou utilité à la dire. La vérité : il y a des malades à qui on doit la dire, des malades à qui on peut la dire ; mais il y a des malades à qui, même sur leurs sollicitations, il ne faut jamais la dire. En écrivant ceci, je risque de me faire traiter de retardataire, mais peu m'en chaut.

Mais la Société ? me direz-vous. Hé bien ! je crois que l'on peut s'arranger, avec de la diplomatie, surtout s'il s'agit d'un milieu assez intelligent, pour obtenir que les précautions nécessaires soient prises (crachoir, etc.) et, grâce à la bonne volonté de la famille, sans rien révéler au malade. « Mais si le malade est dans un milieu pauvre ou inintelligent ? » Souvent, malgré cela, on pourra y arriver. On le pourra, même si le malade est un isolé, sans famille. Je puis citer, entre bien d'autres, le cas d'un de mes malades instruit, intelligent, qui se doute de la nature de son mal, mais qui, malgré tout, n'en est pas sûr. Je suis persuadé que s'il savait, il serait mort dans quelques semaines. Il a en même temps une sinusite. Je lui ai dit que ses crachats provenaient de sa sinusite, que celle-ci était causée par des streptocoques et par conséquent contagieuse, et qu'il fallait prendre des précautions minutieuses, que je lui ai indiquées. Il m'a cru. Peut-être a-t-il par moments de la méfiance, mais il ne *sait* pas. Il n'a pas la *certitude* d'être un tuberculeux. Tout est là.

Croyez-vous que la révélation soit humanitaire ou charitable quand il s'agit de malheureux cavitaires absolument condamnés ? « Puisqu'ils sont condamnés, direz-vous, et que le silence ne peut les sauver, mettons-les dans l'impossibilité au moins de nuire à autrui ! » Vous avez, en droit, absolument raison. Mais le gros point de la question, c'est de savoir si on ne peut pas prendre les précautions suffisantes sans leur dénoncer la nature exacte de leur maladie. Je crois que l'on peut y arriver souvent. Si cela est impossible, et s'il y a vraiment danger pour autrui, je conviens que nous avons le droit et le devoir de révéler au malade la nature de sa maladie. Mais ne nous pressons pas trop ; accordons-nous le temps de faire notre enquête. Je m'élève contre la révélation *systématique* à laquelle la jeune école semblerait vouloir se ranger et dont elle paraît vouloir faire un article de foi et un article de loi. On n'a que trop de tendances, dans la société moderne, à faire des malheureux tuberculeux des parias que l'on pourchasse comme autrefois les lépreux sans se préoccuper des contingences familiales et sociales ; que l'on traque, quand ils sont hors de chez eux, à la recherche du climat guérisseur, comme de vrais pestiférés, d'hôtels en hôtels.

J'aurais pu m'appuyer pour défendre ma cause sur les doutes émis actuellement au sujet de la contagion de la tuberculose. Si je ne l'ai pas fait, c'est parce que j'estime que l'on va beaucoup trop loin dans ce sens (comme toujours quand il s'agit d'une théorie « de réaction »), et, tout en comprenant parfaitement l'importance primordiale du terrain, je crois que l'on veut trop nier l'importance de la graine ; je crois que la tuberculose est parfaitement et souvent contagieuse, et qu'il ne faut pas jouer avec le bacille tuberculeux.

... Et puis, tant que nous sommes entre nous,

laissez-moi vous demander si le fameux aphorisme de Grancher est si véridique qu'on veut bien le dire ? Certes, on a absolument raison de le répandre dans le grand public, de déclarer que la tuberculose est parfaitement curable, qu'elle n'est pas plus dangereuse que bien d'autres maladies, etc. Cela, à la longue, fera qu'on aura moins peur, que les malades mis au courant de leur diagnostic seront moins affolés et qu'on les considérera moins comme des parias.

Je trouve tout à fait bienfaisant que l'on répète dans le public la phrase de Grancher. Tout comme je trouve utile qu'on lui dise que la tuberculose est moins contagieuse qu'on le croyait (ce qui ne m'empêche pas de maintenir mes restrictions sur ce point). On verra ainsi peut-être moins de poltrons affolés parce qu'ils ont aperçu au loin un homme qui crachait par terre, ou parce qu'un malade amaigri et voûté a passé près d'eux et respiré l'air à leur voisinage.

Mais, tout de même, entre nous, je le répète, je ne suis pas persuadé que Grancher n'ait pas un peu exagéré. Il est vrai qu'on meurt moins de tuberculose qu'autrefois, grâce aux progrès de l'hygiène et aussi à la simplification de la thérapeutique, depuis qu'on s'est bien convaincu que l'adage : *primum non nocere* est vrai en fait de tuberculose comme dans le reste de la pathologie. Les tuberculeux vivent beaucoup mieux et plus longtemps avec leur ennemi, parce qu'ils savent mieux le tenir en respect. On en guérit davantage... mais on en meurt encore beaucoup.

Et si l'on voulait éviter cette mortalité, si grande encore, ce n'est pas tant à la déclaration et à la divulgation de la tuberculose qu'il faudrait avoir recours, mon cher Confrère, mais à la lutte contre le poison national : l'alcool. Mais à cela, ni vous ni moi nous ne pouvons rien...

Janvier 1914.

Psychothérapie

A Monsieur le professeur Déjerine.

J'ai lu avec joie et avec profit, Monsieur et honoré Maître, votre livre sur les *Psychonévroses*. On y reconnaît le fruit de longues années de clinique et de réflexion ; on y lit la synthèse de vos études sur l'isolement et la psychothérapie. Titulaire, maintenant, de la chaire des Charcot et des Raymond, vous allez consacrer plus particulièrement votre activité et votre méthode scientifique à l'étude organique des maladies nerveuses. Auparavant, vous avez voulu en quelque manière publier votre testament de médecin mental.

Le livre fermé, on réfléchit encore à ces pages belles et lumineuses. Et petit à petit, de l'ensemble de ces précieux enseignements, une impression globale se dégage, se précise, que l'on pourrait résumer par ce conseil donné aux médecins des nerveux, à *tous* les médecins (car tous les praticiens doivent faire de la psychothérapie, et s'occuper du moral de leurs clients, qu'il s'agisse de maladies chroniques ou aiguës) : « Soyez bons... » Il me rappelle, ce conseil, la remarque profonde du vieux Montaigne : « Toute autre science est dommageable à qui n'a la science de la bonté. »

Vous y accordez la plus grande place, dans le traitement des psychonévroses, à l'influence morale. C'est assez vrai. Je crois pour ma part — permettez cette réserve à un simple praticien spécialisé — que cette influence, toujours nécessaire, n'est pas toujours absolument suffisante. Et c'est la réserve que j'avais formulée en moi-même, il y a déjà quelques années, après avoir lu le livre d'un autre maître, le professeur Dubois, de Berne. Tout dépend de la variété de psychonévrose. S'il faut psychothérapier un neurasthénique, devenu tel par surmenage, intoxication, par troubles dyspeptiques, par hypertension, par émotion-choc (et vous avez bien mis en lumière cette pathogénie qui est à mon avis des plus importantes), ou par d'autres causes, il n'est pas inutile, cependant, de le masser, de le doucher, de l'électriser, de régler son régime alimentaire. La médecine est un art et une science d'éclectisme, puisqu'elle repose sur les faits toujours polymorphes et puisque les malades varient à l'infini. Il n'est pas inutile de traiter par des moyens physiques les troubles physiques dans les psychonévroses. Et les psychonévroses n'ont-elles pas toujours un substratum physique ?

Adepte convaincu de la psychothérapie et de la

physiothérapie, j'estime que le plus souvent, sinon toujours, elles doivent marcher de pair.

En somme, vous avez établi le bréviaire du médecin, *directeur de conscience laïque*. Il était déjà véridique, Barbey d'Aurevilly, quand il écrivait : « A notre époque de matérialisme, le médecin devient de plus en plus le confesseur. » Qu'on s'en réjouisse ou qu'on le regrette, cela est exact, de plus en plus. Donc, on ne dira jamais assez haut l'importance de ce rôle moral. Fermeté, bonté : telle doit être la devise du médecin, en général, qui guérit quelquefois, soulage souvent, console toujours. Telle doit être la devise du médecin de nerveux, en particulier. Le médecin ne fera de bonne psychothérapie que s'il peut pénétrer dans le « moi », dans la tour d'ivoire de son malade, qui paraît souvent, à tort, inaccessible ; il ne pourra y entrer que s'il réussit à gagner sa confiance entière par son autorité persuasive, en s'armant de patience et de bonté. Et j'ai la simplicité de trouver admirable cette confiance réciproque qui unit intimement l'un à l'autre, celui qui souffre et celui qui cherche à guérir.

Je n'ignore pas que je paraîtrai ridicule à certains jeunes arrivistes d'aujourd'hui, qui considèrent avec ironie les « types » médicaux d'autrefois, qui font de la médecine comme ils feraient du commerce, qui haussent les épaules quand ils lisent par hasard ces mots désuets, pour eux vides de sens : « vocation, sacerdoce... » et qui ne semblent pas se douter que pour inspirer à autrui la confiance, la foi qui guérit, il faut porter en soi-même cette foi. Cela d'ailleurs est de nulle importance ; il n'y a qu'à appliquer la maxime du sage Figaro qui savait, à son tour, quand il le fallait, « railler les sots et braver les méchants ».

Mais c'est pourquoi il était utile que fussent prononcées ces paroles, qui terminent votre leçon inaugurale : « Les actions thérapeutiques psychiques se résument dans l'action bienfaisante qu'un être peut exercer sur un autre. Savoir mettre un malade en confiance, en sécurité vis-à-vis de lui-même et vis-à-vis de sa maladie, lui donner, en d'autres termes, la paix intérieure, voilà surtout ce qu'il faut rechercher.

« ... C'est, je vous assure, une des plus hautes et des plus légitimes satisfactions que puisse éprouver le médecin quand, par action sympathique, il a pu, à un névropathe, refaire un état moral et mental.

« La sympathie, me direz-vous, ne s'apprend pas. Certes non. Mais si vous apprenez à aimer votre profession, si vous apprenez à chercher les causes morales d'états qui paraissent si souvent physiques, vous arriverez aisément à gagner la confiance et, partant, la sympathie de vos malades. Votre action thérapeutique en deviendra considérable.

« Le médecin ne doit pas se borner à pratiquer des examens physiques et à écrire des ordonnances ; la sphère morale rentre dans son domaine, parce que c'est dans celle-là qu'avec un peu de bonté et de pitié il peut faire le plus de bien.

« L'étude de la neurologie vous apprendra à savoir manier les hommes, parce que vous saurez que si ceux-ci obéissent quelquefois au raisonnement, ils cèdent plus volontiers et sans contrainte aux actions sentimentales exercées par ceux qui savent se faire aimer. »

— C'est pourquoi il était opportun que fût publié ce livre d'un Maître, qui célèbre dignement l'utilité, la puissance, la beauté de la Bonté.

Juillet 1912.

Psychothérapie et physiothérapie[1]

On a tendance à diviser en deux classes les médecins qui s'occupent du traitement des affections nerveuses, et particulièrement des psychonévroses : ceux qui agissent par la persuasion morale à l'état de veille (je laisse de côté la suggestion dont les indications se restreignent de plus en plus), et ceux qui agissent par les agents physiques. On pourrait même admettre une troisième classe : celle des médecins qui agissent par les médicaments galéniques.

Cette division, tranchée et intransigeante, absolue, en « psychothérapeutes » et « physiothérapeutes » me paraît illégitime. Les agents physiques et la psychothérapie doivent s'unir et non s'exclure dans le traitement des psychonévroses. Les agents

1. Bien que cet article soit d'ordre plus purement médical que le précédent, je l'ai publié ici, à la suite, car il en forme le complément.

Cette étude a été communiquée au Vᵉ Congrès français de Physiothérapie. Paris, avril 1914.

physiques ont besoin d'être accompagnés de l'influence morale ; et *vice versa*.

La psychotérapie (si utile dans le traitement de toutes les maladies, mêmes les maladies aiguës, car les vrais médecins, qui « guérissent quelquefois, soulagent souvent, consolent toujours », sont, et ont toujours été, des « psychothérapeutes » comme M. Jourdain était « prosateur » : sans le savoir) est à la base de la thérapeutique des psychonévroses. Cela me paraît indiscutable. Et j'aurais d'autant plus mauvaise grâce à le méconnaître que je prépare précisément la publication d'un volume de psychothérapie courante et pratique à l'usage des neurasthéniques [1]. Mais faut-il admettre dans son intégralité l'opinion inverse ? Faut-il accepter l'affirmation catégorique de Déjerine, de Dubois (de Berne), maîtres pour lesquels j'ai, du reste, la plus profonde estime, et dont j'admire fort les œuvres ? Doit-on se contenter de l'influence psychique du médecin sur le malade, et ne recourir à aucunes autres médications ?

Je ne le crois pas.

J'estime que les agents physiques ont dans le traitement des névropathies une très grande importance ; et qu'on ne doit pas les négliger. J'avoue que lorsque le Professeur Dubois affirme que le traitement de choix de la constipation chez les né-

1. Voy. aussi mon livre : *Esquisses et opinions* (chapitre : « Conseils aux neurasthéniques »), 1910.

vropathes est l'influence morale, je demeure un peu sceptique quant à l'efficacité constante de ce moyen. Je le serais beaucoup moins s'il conseillait d'aider cette influence par le massage, les douches, la gymnastique, l'électricité.

*
* *

Beaucoup de médecins ont coutume de dire : « les agents physiques n'agissent pas réellement, par leur action propre. Ils n'agissent que par suggestion. C'est un procédé de suggestion ajouté aux autres : voilà tout. » C'est là une opinion assez courante dans le monde médical. Elle m'était résumée dernièrement par un aimable confrère. Je venais de prononcer le mot d' « agents physiques ». Il m'interrompit pour me dire d'un ton sceptique, avec le « sourire » : « Voyons, mon cher ! les agents physiques, l'électricité, l'air chaud, le massage : tout çà, c'est de la blague ! Cela n'agit que par pure suggestion... »

Je me permets de dire à mon bon confrère que je ne suis nullement de son avis. Et je base ma certitude sur une pratique physiothérapique datant de dix ans : ce qui est bien quelque chose... Certes, l'étude de nombre d'agents physiques, et particulièrement des plus récents, est encore en marche, en train de se faire. Mais elle se fait à grande allure. Et ils sortent de plus en plus de l'empirisme, pour gagner chaque jour davantage dans le domaine scientifique. Ces agents (électricité, air chaud, eau, massage, exercice, soleil, etc.) ont été étudiés physiologiquement. On sait l'action modificatrice qu'ils produisent sur l'organisme de l'animal, et de l'homme sain. On sait de plus en plus ce qu'on peut en attendre chez l'homme malade. La physiopathologie expérimentale et clinique a été utilisée avec fruit dans la physiothérapie comme dans les autres branches de la médecine et de la thérapeutique.

L'hydrothérapie est une médication active : donnez à un malade soit une douche tiède baveuse, soit une douche froide percutante ; et je vous assure bien que vous n'aurez pas les mêmes effets.

Prenons les deux modalités les plus discutées : une très ancienne, l'électricité statique ; l'autre toute récente, la haute fréquence. Des expérimentations physiologiques très nettes, parfaitement rigoureuses, ont démontré leur action sur l'organisme.

L'électricité statique, à dose faible ou moyenne, augmente les sécrétions, le coefficient d'oxydation ; au contraire à dose forte ou prolongée, l'action est inverse ; l'urée baisse, l'azote total augmente : les combustions se font mal. C'est ce qui, dans une communication faite à ce même Congrès, m'a poussé à préconiser les faibles doses chez les nerveux, en me fondant à la fois sur la physiologie et sur la clinique [1]. La température centrale, les combustions

1. Fraikin. *L'Electricité statique chez les nerveux. Utilité des faibles intensités.* Ve Congrès français de Physiothérapie. Paris, 1914.

respiratoires, la tension artérielle, la fréquence du pouls, augmentent. L'électricité statique est donc stimulante, d'une part; et, d'autre part, régulatrice, ce qui chez les excités la rend sédative : ces deux ordres de résultats ne sont nullement contradictoires, car elle tend à rétablir la normale dans le budget des échanges organiques, stimulant les déprimés, calmant les excités. Cette action impose d'ailleurs des réserves et des contre-indications et il faut bien se garder de la recommander aux malades trop excités. Le souffle statique a des effets analgésiants; l'étincelle a des effets excito-moteurs et révulsifs. Ces effets généraux ou locaux expliquent l'action de cette modalité sur l'insomnie, la céphalée, les névralgies des nerveux.

Si l'action de la haute fréquence en application générale est discutable au point de vue du système vasomoteur et de la tension artérielle, par contre d'autres effets physiologiques sont bien connus : augmentation des échanges respiratoires, de la sécrétion urinaire, de l'azote éliminé (exagération du métabolisme azoté). Le rapport de l'urée à l'acide urique se rapproche de la normale; tous les minéraux de l'urine, le rapport azoturique, le coefficient urotoxique, sont en augmentation. Ces courants diminuent la virulence des microbes. Ils accroissent la thermogénèse (diathermie). L'étincelle provoque la révulsion, même la mortification des tissus. Et si l'action de la d'arsonvalisation est discutée quant à la pression artérielle (pour ma part j'estime d'après mon expérience personnelle que l'action hypotensive de l'autoconduction est variable, souvent nulle ou tout au moins très insuffisante quand on l'emploie seule, et qu'elle a besoin pour agir dans ces cas de l'accompagnement d'autres agents physiques), tous les spécialistes sont d'accord pour trouver son action excellente au point de vue clinique (amélioration des divers symptômes fonctionnels chez les hypertendus et les artérioscléreux).

En ce qui concerne le massage, on connaît bien son action sur le système nerveux, la vascularisation, la nutrition intra-cellulaire; les expériences de Stapfer, contrôlées par Marey, ont abouti à la découverte du « réflexe dynamogène », inverse du réflexe de Goltz, et qui explique si bien l'action tonique des massages courts, et au contraire l'action déprimante des massages prolongés.

Je pourrais multiplier ces aperçus, indiquer l'action de l'hydrothérapie sur la tension artérielle, variable suivant le procédé mis en œuvre; celle de la gymnastique et de la mécanothérapie sur la capacité respiratoire [1], celle de l'air chaud sur les nerfs et les vaisseaux, etc. Ce que je viens de résumer me paraît démontrer indubitablement l'action organique réelle des agents physiques.

1. J'ai publié ces résultats au Congrès international de physiothérapie. Paris, 1910 (*la culture physique des adolescents affaiblis*). — Voy. aussi l'article « Mécanothérapie » in *Bibliothèque de Thérapeutique*, Gilbert-Carnot.

*
* *

Admettons cependant pour un instant que la physiothérapie n'agisse que par suggestion. J'y vois une raison primordiale pour recommander son emploi dans le traitement des psychonévroses. Le médecin n'aura jamais trop de moyens suggestionnants à utiliser.

*
* *

Je crois donc que si la psychothérapie est et demeure de règle dans le traitement des psychonévroses, il ne faut pas faire fi de la physiothérapie.

Pourquoi d'ailleurs être exclusiviste? Le psychothérapeute a dans les agents physiques un moyen puissant d'action sur son malade, une base sur quoi appuyer son influence morale, une surface solide sur quoi il peut prendre effort pour mouvoir son levier psychique. Pourquoi le négliger ?

Quel est en effet le fondement de l'action morale dans le traitement des psychonévroses ? *La confiance.* Le malade doit arriver à reprendre confiance en lui-même. Et pour que le médecin ait sur son psychisme une action bienfaisante, il est indispensable qu'il gagne la confiance de son malade. Il faut pour que le malade reprenne confiance en lui-même qu'il ait entière confiance en son médecin qui est son directeur laïque, son guide, son tuteur.

La physiothérapie nous est pour cela un auxiliaire précieux.

Je m'explique.

Un des meilleurs moyens d'inspirer confiance à notre malade, c'est de le soulager. Tant que nous n'aurons rien fait pour lui, il nous tiendra plus ou moins en suspicion. Il ne se donnera pas complètement à notre influence; et nous n'aurons pas libre entrée dans sa tour d'ivoire. Nous aurons beau lui persuader qu'il guérira, que tel trouble disparaîtra, qu'il redeviendra normal, il ne nous croira souvent qu'à moitié, et notre rôle de psychothérapeute s'en ressentira ; l'influence morale sera moins nette. La guérison ne viendra pas ; ou du moins sera très longue à venir.

Au contraire : par une médication connexe, efficace, nous rendons service à ce malade. Chez ce neurasthénique, nous calmons un point névralgique par l'électrisation, l'air chaud. Nous améliorons ses insomnies par le bain statique, la douche hydrique. Par le massage, la mécanothérapie, l'électricité, nous modifions son amyosthénie. Nous arrêtons les vomissements de cette hystérique par la faradisation rééducatrice (tampon) ; grâce à la même modalité électrique (pinceau de Duchenne), nous faisons disparaître un champ d'anesthésie. Par le massage, la mécanothérapie, l'exercice gradué, l'électricité, nous rétablissons chez ce pithiatique le fonctionnement de tel groupe musculaire parésié, etc...

Ce malade ne peut que nous en être reconnaissant. Il nous accordera sa confiance dans la proportion directe du service rendu. Nous lui avons démontré par un fait qu'il pouvait accorder crédit à nos promesses, puisque ces promesses nous avons commencé de les tenir. Et il nous sera facile dès lors d'augmenter la force de notre persuasion ou de nos injonctions. De ce que nous l'avons soulagé comme nous le lui avons promis, le malade tirera cette conclusion légitime que nous tiendrons aussi le reste de nos promesses et que nous le guérirons. Par l'intermédiaire de la confiance accordée au médecin, il reprendra confiance en lui-même ; car celui-ci sera maintenant autorisé à lui dire : « Je vous avais affirmé que telle douleur, telle perte du fonctionnement musculaire, n'était pas causée par une lésion organique et irrémédiable ; et que vous en guéririez. Je ne vous avais pas trompé. J'ai guéri ces troubles comme je vous l'avais dit. Vous devez également me croire quand je vous dis que tel autre trouble (obsessions, par ex.) guérira. Comprenez bien que vous péchez par pessimisme, par manque de confiance en vous-même, par une fausse évaluation de vos propres forces. Vous étiez persuadé que vous ne pourriez « jamais » faire tel ou tel mouvement. Maintenant vous l'effectuez. Vous étiez persuadé que « jamais » — c'est votre mot favori de pessimiste — cette névralgie ne disparaîtrait ; qu'il ne s'agissait pas là d'un trouble sans fondement, mais d'une lésion organique, incurable. Cette douleur est guérie. Vous aviez à tort perdu confiance en vous-même sur ces deux points. Vous avez également tort sur les autres. Je ne vous ai pas trompé sur ces deux points, ainsi que vous pouvez le constater maintenant. Je ne vous trompe pas davantage sur les autres. Vous devez me croire. Et vous devez m'obéir. Et vous guérirez. »

Il va de soi que le médecin doit au malade qu'il veut psychothérapier la stricte et exacte vérité. Il ne doit pas, pour essayer de le guérir, lui « dorer la pilule ». Il ne doit lui promettre que ce qu'il pourra tenir, sans plus. Agir autrement, promettre plus qu'on ne pourra tenir, affirmer une guérison qu'on sait pertinemment impossible ; même, tromper le malade sur la date qu'il pourra escompter pour l'amélioration ou pour la guérison ; lui dire par exemple qu'il sera guéri dans six mois alors qu'on sait que deux ou trois ans seront nécessaires... cela constitue une grosse faute en psychothérapie. Vous ferez plaisir à votre malade pendant quelque temps, mais vous le paierez cher par la suite ! Voyant que vous l'avez trompé ou que vous vous êtes trompé, il vous retirera entièrement et pour toujours sa confiance. Et de plus il courra le risque de rechuter gravement. Le malade vous saura plus tard davantage gré de lui avoir dit la vérité, fût-elle pénible, que de l'avoir trompé en croyant le faire dans son intérêt. Il vous sera plus reconnaissant de lui avoir promis, par exemple, une simple amélioration (vous la lui procurerez certainement), que de lui avoir fait miroiter une guérison que vous ne pourrez pas lui donner. Il ne pourra pas vous reprocher de ne pas lui promettre un résultat qui est au-dessus des ressources de la thérapeutique, car ce n'est pas de votre faute et il comprendra que vous n'y pouvez rien, même s'il est décontenancé au premier abord et si son premier mouvement paraît être de vous en vouloir de votre franchise (il y a d'ailleurs « la manière », et il faut en user, surtout avec les nerveux) ; tandis qu'il sera parfaitement en droit de vous garder rancune de lui avoir donné par un mensonge le trop beau mais trop court mirage d'une guérison que vous saviez être impossible, et d'avoir ainsi abusé de la confiance qu'il avait placée en vous.

*
* *

Naturellement, cette application de la physiothérapie à la psychothérapie peut se faire (suivant les malades et les moments de leur maladie) soit en même temps que l'isolement (Déjerine), soit en cure libre (Levy).

Quant aux modalités de ces médications physiques, elles varient suivant les troubles à traiter et les résultats que l'on désire obtenir.

Mais je tiens à répéter que selon moi c'est la

physiothérapie qui donnera dans les névropathies les meilleures, les plus rapides, les plus durables améliorations fonctionnelles et physiques, sur lesquelles le médecin s'appuiera pour donner plus de poids et de force à son influence morale. Et la physiothérapie a en outre sur les innombrables médicaments galéniques dont on a tant abusé chez les névropathes cet avantage qui n'est pas méprisable de ne pas altérer leurs voies digestives, si fragiles, et que l'on devrait entourer de tant de sollicitude et de respect. C'est là cette fois un résultat négatif; mais il est des plus appréciables. Et soyez persuadé qu'il sera très apprécié, même par les malades qui aiment le plus être drogués.

*
* *

Puisque la mode est aux néologismes, on pourrait appeler cette alliance des deux méthodes, agissant l'une par l'autre : la psychophysiothérapie. Je conviens, aussi bien, que ce vocable est d'aspect barbare et rocailleux. Je tiens, du reste, plus à la chose qu'au mot. Et quel que soit le nom qu'on lui donne, et même si on ne lui donne pas de nom du tout, je me borne à recommander chaudement cette méthode qui unit chez les nerveux la psychothérapie à l'emploi des agents physiques pour faire ce que Hartenberg a très justement appelé de la psychothérapie active.

*
* *

Pour mieux fixer et concrétiser les idées, prenons maintenant quelques exemples. Je n'ai certes pas l'intention de passer en revue toute la gamme, si riche, des agents physiques; ni toutes les affections névropathiques qui pourraient retirer un bénéfice de cette association de la physiothérapie appliquée à la psychothérapie. Je me bornerai à quelques faits.

Voici un ataxique. Il a de l'incoordination motrice. A ses troubles physiques se sont surajoutés des troubles fonctionnels, neurasthéniques, qui les augmentent. Bien que les ataxiques aient le plus souvent un bon état mental, le fait n'est pas rare. Faites-lui de la rééducation motrice, du massage. Vous lui rendrez doublement service. D'abord vous lutterez contre son incoordination motrice, des membres inférieurs ou supérieurs, et lui en permettrez le meilleur fonctionnement. De plus, par cela même, vous lui rendrez la vie plus agréable, vous lui rendrez confiance en lui-même, vous remonterez son tonus nerveux déficient.

Les mêmes remarques, les mêmes procédés (rééducation motrice, massage) sont applicables aux hémiplégiques par lésions organiques, avec troubles psychiques surajoutés.

Voici une hystérique[1]. Elle a des zones d'anesthé-

1. Quelle que soit l'opinion que l'on professe en matière d'hystérie, qu'on l'admette comme entité (Charcot, Pitres), ou

sie. Vous pouvez, au moins dans une certaine mesure, rééduquer la sensibilité de cette pithiatique. Car, de même que l'influence médicale peut, involontairement, agir à titre nocif sur ces suggestionnables (Babinski) en provoquant l'apparition de certains symptômes (par exemple par des examens cliniques, des interrogatoires parfois imprudents, inconsidérés ou trop analytiques ou trop souvent répétés), de même cette influence, bien dirigée, peut servir à améliorer ou à guérir certains troubles fonctionnels. Vous pouvez arriver, à l'aide du pinceau faradique, qui constitue un réveil parfait de la sensibilité nerveuse, à faire réapparaître petit à petit l'esthésie, en pratiquant en même temps la psychothérapie, en usant de persuasion, douce ou impérative suivant les cas. Et cela sans hypnose. Le résultat sera surtout rapide (parfois une séance) pour les points qui sont seulement hypoesthésiés. Ajoutez à cela que les appareils électriques, par leur apparence compliquée et le mystère de leur action, influencent et impressionnent beaucoup ces malades.

Remarquons en passant que la sensibilité provoquée par le pinceau faradique est l'une de celles à laquelle on peut le moins résister (simulateurs). J'y reviendrai plus loin.

qu'on préconise son démembrement (Babinski), il est bien certain que les examens répétés, les interrogatoires mal dirigés, inconsidérés, peuvent avoir une influence réelle, parfois très grande, sinon pour créer cette névrose de toutes pièces, du moins pour l'augmenter, l'aggraver, l'entretenir, le « cultiver ».

Voici une autre hystérique. Celle-ci a de la paralysie musculaire. Tel groupe musculaire — péroniers et jambier, par exemple; ou tout un côté du corps, hémiplégie — semble tout à fait impotent. Néanmoins il n'y a pas d'atrophie des muscles. Ils réagissent bien à l'examen électrique. C'est une paralysie purement fonctionnelle due à l'auto-suggestion. Mais, si on n'y met bon ordre, elle provoquera plus tard des contractures dans les muscles antagonistes et par suite des déformations, des ankyloses, qui seront incurables, ou, tout au moins, réclameront une intervention chirurgicale. Reprenons notre courant faradique, non plus, cette fois, au point de vue sensitif, mais au point de vue moteur ; utilisons : soit, si nous jugeons qu'il faut frapper fort, le courant tétanisant, ou le courant avec interrupteur rapide ; soit, ce qui est mieux dans d'autres cas, le courant rythmé, par l'interrupteur lent ou le métronome; ou bien encore, le faradique ondulé. Grâce à des électrodes bien placées, à une intensité suffisante du courant, à un choix judicieux du fil induit, nous provoquerons une contraction nette des muscles soi-disant paralysés, les uns après les autres, muscle par muscle, en provoquant d'abord des mouvements simples, puis plus tard des mouvements plus complexes ; la pointe du pied, qui était tombante, se porte en haut et en dehors, au grand étonnement de la malade. En même temps, faisons agir l'influence psychique. Démontrons à notre malade, en agissant sur son raisonnement et son intelligence, qu'elle se trompait : tel ce philosophe de l'antiquité qui démontrait le mouvement en marchant.

Usons d'injonction si nous jugeons qu'il faut frapper fort et vite ; ou bien usons, si nous le jugeons préférable, de persuasion lente, progressive, sans nous lasser. Mettons-y le temps ; n'allons pas trop vite. Montrons-lui d'abord qu'elle n'était pas aussi paralysée qu'elle le pensait. Vouloir la guérir brusquement, en une séance, lui montrer que sa paralysie était absurde, illogique, serait dans certains cas une faute de sens clinique et thérapeutique. Cela pourrait buter la malade, la révolter ou lui faire honte ; car ce n'est pas une simulatrice qu'il faut confondre, mais une hystérique qui se trompe elle-même ; sa paralysie n'est pas feinte ; elle est involontaire, fonctionnelle. Vouloir guérir une hystérique, à l'état de veille, par l'injonction brutale, par la raillerie, en faisant un raisonnement par l'absurde, c'est souvent une erreur. Lui démontrer que son symptôme n'existe pas en réalité physiquement pourrait être une faute. Donc, étudions bien, avant d'agir, le psychisme, la mentalité de notre sujet. Il faut lui montrer, par le raisonnement, que du fait même de sa maladie, elle exagérait son importance, inconsciemment ; ou lui dire que son symptôme est réel, mais qu'il est parfaitement, entièrement curable, grâce à des moyens très actifs ; l'électricité démontre cette curabilité, et elle est toute puissante pour guérir ce symptôme. Usons de l'affirmation optimiste (Burlureaux), avec conviction. Chaque fois que le courant électrique provoque les contractions des muscles incriminés, engageons la malade à faire effort, mentalement, pour aider le courant dans son action, et faire contracter par la volonté ses muscles, en même temps qu'ils se contractent électriquement. Usons même de subterfuge (mais gare à nous : manœuvrons prudemment et ne nous laissons pas pincer, sinon, tout serait perdu et nous serions brûlés) ; augmentons peu à peu, très progressivement, insensiblement, sans qu'elle le voie, sans qu'elle s'en doute, l'intensité du courant ; il nous est facile de lui inculquer cette idée que si la contraction est devenue ainsi plus forte, cela est dû à ce que la malade a surajouté au courant son influx volontaire. Soutenons sa volonté ; encourageons-la. Pendant les premières séances, gardons-nous d'aller jusqu'à la fatigue. Sachons ne gagner du terrain que peu à peu ; ce terrain restera solidement acquis. Et nous aurons évité à cette malade les contractures, les déformations secondaires organiques, l'infirmité souvent irrémédiable, qui se serait développée à cause d'un trouble purement fonctionnel dû à l'auto-suggestion.

Ce que je viens de dire pour les paralysies musculaires peut s'appliquer à l'astasie et à l'abasie. Les principes sont les mêmes : faire agir un ou plusieurs agents physiques pour lutter contre le trouble fonctionnel, et faire marcher de pair, en se basant sur le résultat donné par l'agent physique, l'influence morale. Les agents à mettre en œuvre seront ici : la douche, l'électricité, le massage, la mécanothérapie, la rééducation motrice.

Je puis rapprocher, au moins partiellement, de ces troubles certains phénomènes douloureux observés du côté de l'appareil génital chez les nerveuses. Anatomiquement, on ne trouve rien, ou presque. Parfois un peu de congestion, un peu de déviation. un peu de troubles de la tonicité utéro-pelvienne, un peu d'ovaralgie *sine materia*, un peu d'ovarite scléro-kystique [1]. Mais, même quand il y a un substratum anatomique, il est léger, nullement en rapport avec l'intensité paradoxale, excessive, des douleurs éprouvées. Ces malades ont essayé tous les traitements chirurgicaux, gynécologiques, médicaux, sans résultat. Les névralgies pelviennes, parfois améliorées pendant un temps, reprennent de plus belle. Il est indéniable qu'il y a là, surajouté, un élément fonctionnel, névropathique, qui augmente beaucoup l'intensité des sensations pathologiques. Traitons ces malades par le courant galvanique faible, ou par le faradique assez intense [2]. En quelques séances, grâce à la décongestion, à la meilleure nutrition des tissus, à la sédation nerveuse et circulatoire que procurent ces courants, nous les

1. Fraikin. *L'ovarite scléro-kystique*, 1 vol., 1899.

2. Fraikin. *Déséquilibres du ventre. Traitement par les agents physiques*, 1 vol. (*in Actualités médicales*). Baillière, éditeur, 1914.

améliorerons. Le faradique sert à calmer l'hyperesthésie, à exciter les zones anesthésiées. opérant une véritable rééducation de la sensibilité. Parallèlement, notre influence morale améliorera le psychisme de ces malades, souvent si atteint.

Voici une autre hystérique. Elle a de la mutité fonctionnelle, par syndrome labio-glosso-laryngé. Nous lui électrisons les muscles de la langue, des lèvres, des joues, du larynx. Pendant que nous l'électrisons, nous agissons sur son psychisme. Nous lui conseillons doucement, ou lui enjoignons brusquement (suivant les cas) d'aider l'action du courant en s'efforçant de contracter par la volonté tels ou tels muscles en même temps qu'ils se contractent sous l'influence du courant (prononciation de certaines syllabes, de certains mots, mouvements des lèvres, etc.). Naturellement, il faut observer les lois de la physiologie, et mettre en jeu, par ce double procédé, les muscles qui président à tel ou tel mode de phonation. Là aussi, n'allons pas trop vite. Ne nous pressons pas. Convainquons notre malade par degrés, encourageant ses efforts, et démontrant à son intelligence, au fur et à mesure des gains, les résultats obtenus. Sachons, suivant les moments, et les variations de son psychisme mobile, changer notre fusil d'épaule et passer quand il convient de la persuasion douce à l'injonction brusque et impérative.

— Voici encore une autre hystérique. Elle a des vomissements. Nous la traitons par le courant galvanique (électrodes positives au niveau des pneumogastriques au cou ; l'autre, négative, au creux épigastrique ; séances longues (1/2 h. à 1 h.) avec faible intensité, croissant lentement et prudemment jusqu'à 5 ou 10 milliampères). En même temps, tandis que le courant passe et amène la sédation du réflexe, nous demandons à la malade d'ingurgiter des aliments bien gradués. S'il se produit des nausées, nous augmentons l'intensité (15 à 20 milliampères) ; la nausée disparue, nous le diminuons et le ramenons à 5 milliampères.

Nous arriverons de la sorte, en faisant intervenir en plus la persuasion, à rééduquer peu à peu, en un certain nombre de séances, le réflexe nauséeux de notre malade et à l'annihiler.

Chez d'autres, nous utiliserons les agents physiques, dont la variété, si riche, nous offre un grand choix d'actions différentes, pour combattre une névralgie intercostale ou du trijumeau, une névralgie du plexus solaire avec troubles fonctionnels gastriques, etc.

Chez les accidentés du travail, même utilité de la psycho-physiothérapie.

En premier lieu, les agents physiques dépistent sans conteste toute simulation ; un simulateur aura beau être adroit et énergique, il ne résistera pas, s'il simule de l'anesthésie, au pinceau faradique, la bobine étant poussée à fond ; ou s'il simule de l'impotence musculaire ou de la raideur articulaire, à un bon courant faradique rythmé, qui fera d'emblée l'électro-diagnostic musculaire et fera fonctionner sa jointure. La mécanothérapie sert aussi à dépister les fausses paralysies. En outre, et par le même mode d'action que j'ai précédemment indiqué pour les hystériques, agents physiques et persuasion réunis lutteront avantageusement contre la sinistrose, cet état mental particulier, bien décrit par Brissaud. Ce n'est nullement de la simulation ; c'est une véritable psycho-névrose autosuggestionnante, développée grâce à une fausse interprétation du sentiment de justice et à l'abus de la « prétention à l'assurance ». Névrose s'accompagnant de troubles de la sensibilité, de la motricité, ou des viscères ; soit troubles purement fonctionnels sans tare organique, soit exagérés et paradoxaux, disproportionnés avec le substratum physique qui les occasionne.

S'il s'agit d'un trouble douloureux, on le calmera par le courant galvanique, l'air chaud, les vibrations, l'hydrothérapie ; s'il s'agit d'un trouble anesthésique, par le courant galvanique ou galvano-faradique ; s'il s'agit d'une impotence, avec ou sans atrophie musculaire, complètement fonctionnelle, au mi-anatomique mi-fonctionnelle, par la mécanothérapie, le massage, le faradique de contraction, associé ou non au galvanique (électro-mécanothérapie : Dr Laquerrière). Si c'est un état insomniaque, par l'hydrothérapie, l'électricité statique. Toutes manœuvres associées à la persuasion psychique.

Voici un névropathe. A la suite de surmenage, d'infection, d'intoxication, de chagrins, etc., il est devenu asthénique musculaire. Nous le massons ; nous combattons son asthénie par la douche, le bain hydro-électrique, la mécanothérapie (passive d'abord, active ensuite). Petit à petit, grâce à ce traitement, nous lui démontrons, par des faits indiscutables, qu'il s'améliore, que son asthénie est moins absolue qu'il le pensait, qu'il peut faire tel mouvement qu'il qualifiait d'impossible. Profitant de ce léger mieux, nous lui faisons pratiquer la rééducation méthodique de la marche. Nous allons progressivement, car si nous allions trop vite, à la moindre fatigue sa volonté instable et languissante en prendrait prétexte pour retomber de plus belle, et tout le terrain gagné serait perdu : ce serait la rechute. Nous l'améliorerons ainsi, en associant la thérapeutique physique à la persuasion mentale, en appuyant celle-ci sur celle-là, l'une servant de base logique à l'autre.

Chez tel autre neurasthénique, nous aurons à agir contre un symptôme douloureux quelconque : névralgie cutanée, névralgie viscérale, céphalée en casque, etc. ; contre l'insomnie, contre la constipation. Les procédés diffèrent, mais les principes de la méthode psycho-physiothérapique seront exactement les mêmes. Dans tous ces cas, la physiothérapie nous aidera au « débrayage », à mettre en branle le moteur, à donner une base solide à notre action psychique.

*
* *

Je pourrais multiplier ces exemples. Je crois que ceux que je viens d'esquisser rapidement sont suffisamment démonstratifs, et font comprendre que la psychothérapie et la physiothérapie ne sont pas deux concurrentes, deux ennemies, mais au contraire deux sœurs jumelles qui doivent associer leurs efforts, et marcher en s'entr'aidant vers le même but.

Une promenade au Salon des Médecins [1]

Il n'est pas rare de voir les médecins, pour se distraire de leurs graves occupations professionnelles, s'adonner à des travaux artistiques. C'est là, en général, chose éminemment utile. Plus le médecin élargit les facultés de son cerveau, plus il généralise sa culture intellectuelle, et plus il a de chance d'en tirer profit, même pour son éducation médicale. Les médecins « bicéphales » (musiciens, peintres, sculpteurs, graveurs, céramistes, écrivains, archéologues, etc.) ne comptent pas parmi les plus mauvais praticiens.

Nous ne nous plaignons donc pas que les médecins, sortant un peu de leur tour d'ivoire, nous convient à des spectacles esthétiques dont ils sont les collaborateurs essentiels, et qu'ils aient maintenant, eux aussi, leur Salon. Aussi bien, qui ne peint pas aujourd'hui? Qui n'a pas fait son petit tableau?

1. Depuis la publication de cet article, nombre de salons médicaux se sont succédé. Ce que j'ai dit de celui-ci, j'aurais pu le dire, en général, de tous les autres.

D'aucuns prétendent que c'est un mal, et que nous n'avons rien à gagner à nous soumettre ainsi à des libres critiques, qui risquent de compromettre le prestige doctoral. Laissons dire ces esprits chagrins. Et pour prouver que nous ne craignons rien à ce point de vue, n'hésitons pas à exercer cette libre critique, dussent quelques-uns de nos confrères la trouver parfois un peu vive.

L'Orchestre médical nous prouva, voilà quelques semaines, que l'on trouve dans notre profession d'excellents musiciens, compositeurs ou exécutants. Ils furent applaudis à juste titre. Il est vrai que cet orchestre fut médical surtout par ses... attaches : femmes, filles, parentes ou parents de médecins y figurèrent pour le grand plaisir de l'ouïe.

Faudrait-il croire que lorsque le médecin se place en scène lui-même, met personnellement « la main à la pâte », le succès est moindre et l'effort moins remarquable? L'exposition actuelle du Salon médical semblerait le démontrer. Et on se demande, avec une légère anxiété, si tel disciple d'Esculape n'eût pas mieux fait vraiment, lui, de demeurer unicéphale et de laisser là, après ses premiers essais, le pinceau ou l'ébauchoir pour se contenter du stéthoscope ou du bistouri?...

Donc, avouons-le sans plus tarder, notre visite à ce Salon nous a causé une déception. N'est-ce pas aux médecins, surtout, que l'on doit la vérité stricte ?

Nous ne signalerons au passage dans cette étude

que ce qui nous a semblé vraiment digne d'attirer l'attention du visiteur. Si nous oublions des auteurs de talent parmi nos confrères peintres ou sculpteurs, qu'ils veuillent bien nous excuser. Quant au reste, le silence prudent nous paraît de rigueur jusqu'à une prochaine Exposition où ils prendront leur revanche, nous l'espérons bien.

Parmi ceux-ci, quelques-uns n'auraient pas été déplacés dans les « fauves » d'une salle des Indépendants, tellement leurs couleurs criardes hurlent avec violence. D'autres, au contraire, sont tellement déliquescents, qu'un critique parisien facétieux insinue qu'ils peignent à l'huile de ricin. Il exagère un peu. D'autres nous montrent des toiles douloureuses « où l'on voit qu'un enfant bien sage s'est appliqué », des panneaux témoignant d'une inexpérience ou d'une négligence regrettables — seraient-elles voulues? — et qui ressemblent à de mauvais devoirs d'écoliers.

Un visiteur morose, et que nous voulons croire injuste, faisait à haute voix cette réflexion : « Ces peintres doivent être ou trop jeunes ou trop... âgés. » Certains outrent à l'extrême les procédés des écoles modernes. Pourquoi ces sous-Monet, ces sous-Cézanne n'ont-ils retenu des maîtres que leurs défauts, pour les exagérer jusqu'à la caricature? Beaucoup, enfin, oublient que le dessin est le fondement même de la peinture. Leurs lignes verticales et horizontales sont construites en dépit de toute perspective et ont de fâcheuses tendances à rompre avec les lois de la perpendiculaire. Nous leur conseillons de relire le vieux traité du grand maître Léonard, que Péladan a eu l'heureuse idée de rééditer. Le dirons-nous ? Nous étions un peu navrés en entendant notre visiteur morose s'écrier, devant certains tableaux : « Ah ! voilà un beau cadre ! c'est dommage qu'il y ait une toile dedans ! » Il y mettait, sans doute, du parti pris.

Mais, encore une fois, passons...

Une petite mésaventure rendit, dès l'abord, notre déconvenue plus sensible. Parvenus au vestibule de l'École Berlitz, dans l'hôtel de laquelle a lieu l'Exposition, nous voyons quelques tableaux accrochés au mur. Sans perdre de temps, nous commençons notre examen. Et nous constatons avec joie que ce début nous procure un certain charme. Des toiles, des pastels, sont intéressants. Malheureusement, l'illusion est de courte durée. Une jeune fille, blonde autant qu'Anglaise, nous apprend gracieusement que nous faisons fausse route. L'Exposition des médecins est au-dessus ! Un coup d'ascenseur. Deux étages de plus. Cette fois, nous y sommes bien. Nous ouvrons tout grands nos yeux ; nous saisissons catalogue, crayon et calepin...

Les paysages — ces états de l'âme, comme disait Amiel — abondent ; quelques-uns sont agréables (surtout parmi les aquarelles), les autres médiocres ; beaucoup franchement mauvais. Quelques portraits, dont deux ou trois peints en pleine pâte d'un pinceau savoureux et précis. Peu de nus. Les médecins d'aujourd'hui ne seraient-ils plus des anatomistes ? Ce serait à désoler les Testut, les Poirier, les Charpy. Préfèrent-ils, pour rompre avec leurs occupations quotidiennes, l'idéal au réel ? Nous n'aurions garde, assurément, de les en blâmer. Sont-ils tellement épris de rêve que seule la beauté changeante des ciels, le décor des prés, des bois, des eaux, des montagnes les intéresse ? Ou, sans chercher si loin, aiment-ils mieux le paysage parce qu'il se concilie mieux avec les talents modestes, parce que l'imagination s'y donne libre carrière ?...

Quelques gravures intéressantes et quelques bonnes statues.

Voilà le bilan général de notre moisson.

Un peu de détail, maintenant.

*
* *

Parmi les paysages, nous tirons de suite hors de pair les petites pochades au pastel de M. Chatellier. Il manie ce procédé pictural, qui revient aujourd'hui en faveur et qui ne sied pas qu'à la figure, avec virtuosité. Les deux tableautins qui occupent le dessus de ce cadre sont d'une transparence bien difficile à obtenir avec le pastel. M. E. Bodin expose une bonne aquarelle décorative (*Vallée près d'Erquy*). Les aquarelles de M. Capdepont sont intéressantes (*Le Sichon à Cusset; Ruines du château de Jeanne d'Albret*). Les études de M. Ferraud et de M. Collin, — un vrai maître graveur, qui fut mais n'est plus médecin — (pointes sèches en noir et en camaïeu, bois en noir et couleur) sont remarquables. Nous aimons moins les huiles de M. Collin, dont le coloris laisse à désirer. Il en est de même de celles de M. Dehérain, dont la facture est molle et imprécise. Quelle différence avec sa sculpture ! Ses aquarelles sont meilleures, bien « dans l'eau ». Un bon point à M. Hallé pour la série de ses aquarelles, fluides à souhait, faites au bout du pinceau, conçues à larges plans (*Ciel au Pont-Marie ; le Luxembourg ; la Terrasse des Tuileries*).

M. Manceau a le tort, imitant M. René Ménard, d'appliquer au tableau de chevalet la manière large qui ne convient qu'aux grands décors. Sa pâte est un peu lourde, son procédé trop synthétique.

Citons encore un *Marché de Pornic*, où M. Casabianca subit l'influence de Menzel ou, — pour employer une comparaison moins écrasante — de notre compatriote Jean Lefort. Ces notations papillotantes, peintes par taches, témoignent d'un louable effort. Notons au passage des aquarelles, vraiment bonnes, de M. Eybert ; un *Lac de Thunn* de M. Polack (huile) ; les pochades bretonnes de M. Oberthür (huiles et aquarelles) ; les aquarelles espagnoles de M. Marcel Labbé ; les études de M. F. Bezançon.

Les portraits, plus rares, sont meilleurs que les

paysages. Le *Portrait du Dr Chevallereau* par M. Polack est bien dessiné, bien peint, d'une riche matière. M. Polack serait-il élève de M. Jacques Blanche? De M. Déhérain une pointe sèche, savoureuse (*Tête de cocher de fiacre*), d'un métier très sûr. De M. Colin une pointe sèche (*Femme nue*) tirée en sanguine, excellente. Notons aussi de lui un *Calvaire à Montmartre*, qui nous prouve qu'on peut, en blanc et noir, et en petit format, atteindre à la puissance. Il est bon de remarquer que M. Déhérain et M. Colin sont des évadés de la médecine. Signalons de M. Villandre un pastel (*Buste de jeune homme*) où il y a de bonnes parties et qui donne des promesses sérieuses pour plus tard. Mais ses natures-mortes laissent à désirer.

Le Salon médical a lui aussi ses humoristes. Cette section est loin d'égaler l'Exposition des maîtres du genre, qui vient également de s'ouvrir. Néanmoins, s'ils n'ont pas la légende aussi cruelle, le crayon aussi facile, le burin ou le ciseau aussi incisifs, ils nous montrent d'assez bonnes choses. Les dessins de M. Wagner s'inspirent — de très loin — du vieux maître Breughel, du maître actuel Jean Veber. Il y a une certaine puissance de facture et d'humour un peu sinistre dans son *Homme dans la nature* (eau-forte). Il devient parfois obscur en voulant trop user du symbole. C'est là une faute à éviter. Les affiches de M. Trilleau pour le bal de l'*Internat* sont spirituelles et d'un crayon exact. Les bonshommes en bois tourné de M. Landolt (grotesques de la comédie italienne) sont intéressants dans leur outrance. Et les marrons sculptés de M. Leblond sont amusants.

Si la sculpture est peu abondante, par contre la qualité y remplace la quantité. M. Déhérain manie l'ébauchoir avec maîtrise. Il a dû étudier beaucoup Rodin. Une de ses têtes de femme (plâtre), et surtout sa tête de vieillard (bronze) — le « clou » du salon — sont pétries largement, traitées d'une main experte, qui sait donner aux formes une enveloppe suffisante. Le Dr Sabouraud expose une série de statuettes dont certaines sont assez délicates. Il s'est manifestement inspiré, tout en reproduisant une plastique féminine bien moderne, de la céramique grecque et des figurines de Tanagra. Il sait rendre la finesse et la grâce de l' « argile idéale » que célébra Victor Hugo. Les lignes sont souvent harmonieuses, les plans judicieusement éclairés. Telle de ses attitudes eurythmiques donne un démenti aux paroles que Baudelaire prête à la Beauté :

> Je hais le mouvement qui déplace les lignes.

M. Leblond sculpte le bois à l'imitation des imagiers du moyen âge. Nous retrouvons encore sur nos notes, une bonne figure — masque de M. Borrel ; une plaquette en bronze de M. Reymond.

Nous terminons en saluant au passage la collection d'estampes (relatives à la vaccine) du Dr Chaumier et les fragments du grand médaillier médical que M. Raphaël Blanchard a bien voulu extraire de sa collection ; celle-ci comprend 4.000 médailles, dont plus de 120 se rapportant à la peste, sujet de brûlante actualité.

Et dans tout cela — on peut en juger par nos réminiscences — il y a bien peu de personnalité : les meilleures œuvres évoquent le reflet de tel ou tel maître. Mais depuis tant de mille ans qu'il y a des hommes et qui peignent et qui sculptent, il est vraiment bien difficile d'être personnel et original.

Dans tout cela aussi nous n'avons pas remarqué de sujets médicaux ; pas d'*autopsie*, de *leçon d'anatomie*, de *visite à l'hôpital*, d'*auscultation*, d'*opération*, etc. N'est-ce pas curieux ?

Nous finirons en manifestant un regret : nous n'avons trouvé dans ce Salon aucune œuvre de maîtres incontestés, tels que P. Richer, P. Delbet, Chicotot, etc., qui en eussent fait le plus bel ornement. Pourquoi ?

Et pourquoi, enfin, les provinciaux sont-ils aussi rares dans cette Exposition, où l'on ne voit guère que des Parisiens ? Nous le déplorons pour notre part, sachant de source sûre que la province abrite des talents qui ne pourraient que gagner à se produire au grand jour.

Avril 1911.

Une Œuvre

A la mémoire du Dr Courtault.

Je vous ai connu autrefois, mon cher confrère — si bêtement, si tragiquement, si noblement mort dans le naufrage de l'*Emir*. Vous aviez le visage d'un loup de mer, et vous en aviez presque l'âme. Un peu brusque et rude, vous cachiez sous cette enveloppe fruste un cœur chimérique et bon, un esprit obstiné de Breton. Je m'en aperçus bien. Nous eûmes ensemble un jour un petit conflit sans nulle importance. Et je dois dire que les torts n'étaient pas de mon côté. Entêté, vous ne voulûtes rien entendre. Je vous assure que je ne vous en garde nulle rancune.

Précieux entêtement ! Nous lui devons cette œuvre si belle, qui commence à grandir ; que l'on traitait au début d'utopie ; que l'on croyait destinée à avorter ou à périr aussitôt née : la Maison du Médecin. Elle donne déjà des fruits. Puisse-t-elle prospérer de jour en jour, prendre bientôt le magnifique développement qui est nécessaire. Je le désire de tout cœur. J'espère que, grâce à de généreux philanthropes, grâce à des ventes telles que celle organisée dernièrement à la Faculté de Médecine de Paris, l'Œuvre, dirigée par des aides, des successeurs qui sont dignes de vous, deviendra parfaite. Votre beau rêve sera réalisé !

Notre bon confrère Helme, dans un article pittoresque et attendri, rendait compte récemment de sa visite à la Maison de retraite de Brézolles. Il nous dépeignait la vie calme, heureuse, des vieux confrères retraités. Au soir d'une vie qui fut dure, consacrée au soulagement d'autrui, mais non à s'enrichir, ils goûtent là, débarrassés enfin des soucis matériels et de l'angoisse du lendemain, la paix du crépuscule, en attendant le moment de l'éternel repos, si bien gagné.

Le Dr Helme nous contait, en terminant, cette brève et douloureuse histoire :

« Comme notre visite à Brézolles allait prendre fin, un des pensionnaires, timidement, m'aborda. M'ayant tiré à part, il me dit ceci : « Monsieur, je « vous ai souvent lu, et cela m'invite à vous prier « de dire tout le bien qui est sorti de l'idée de « Courtault. Je suis un vieil homme sans défense, « et trente-cinq années durant je me suis éreinté, « en me privant de tout, à soigner mes pauvres « montagnards. Eh bien ! Monsieur, si Brézolles « n'avait pas existé, j'aurais été obligé, moi qui « n'ai pas cent francs devant moi, de faire comme « mon prédécesseur. — Qu'a-t-il donc fait ? inter-

« rompis-je sottement. — Il s'est tué ! me fut-il « répondu sourdement... »

... Et cette histoire m'a fait un peu froid dans le dos.

Votre œuvre sauvera ainsi de nobles existences. Les confrères que la vie n'a pas favorisés — ils ne sont que trop nombreux ! — sauront que la vieillesse n'est plus l'ennemie et qu'il y a d'autres terminaisons que le suicide à des jours bien remplis par l'altruisme. Ils béniront la mémoire du Breton chimérique et entêté qui leur valut ce havre paisible et sûr où jeter l'ancre après les tempêtes. *Haec otia fecit...*

Cela, mon cher Courtault, vaut mieux que la décoration que l'on oublia de vous donner de votre vivant ; que les palabres et les statues que vous n'aurez pas après votre mort.

Votre Œuvre vit, elle agit ; elle sera féconde en résultats. Vous pouvez dormir, satisfait, votre dernier sommeil.

La grande ensevelisseuse vous sera légère et douce. Le destin, par un caprice ironique, vous réservait la mort des loups de mer. Les flots qui bercèrent de leurs plaintes votre enfance bretonne, et qui vous ont englouti, berceront désormais votre repos de leur rythme éternel !

2 février 1913.

Responsabilité

A Messieurs les Chirurgiens.

Il vous faut, Messieurs et chers Confrères, un fier courage pour continuer à tenir le bistouri, pour persévérer dans l'action, vous dont la thérapeutique est presque toujours une thérapeutique *active*.

Nous avons eu le procès Cormon. Nous avons eu le procès Bazy. Ce n'était déjà pas mal. Mais rassurez-vous. Ce n'est pas fini. Et nos bons magistrats excellent à renouveler leurs coups droits contre notre profession. Que leur avons-nous donc fait, grands dieux ! pour que leur rancune soit aussi tenace ?

Le Dr Lecène, sur le point de laparotomiser un de ses malades d'hôpital, dûment préparé et aseptisé, s'aperçoit que le dit malade a, au voisinage du champ opératoire, un petit bouton d'acné. Trouvant là, légitimement, une cause possible d'infection, il brûle le bouton au thermocautère. Mais le patient avait une déformation du pli inguinal par suite d'une ancienne coxalgie. Un peu de l'alcool qui avait servi à nettoyer la peau, mal asséchée par un aide peu minutieux, était demeuré là. Il prend feu. Brûlure. Le malade demande 60.000 francs de dommages-intérêts (cela met à un prix peu modique le centimètre carré d'épiderme). Le Tribunal lui en accorde 15.000, condamnant le chirurgien pour négligence grave. Cela lui apprendra à ce chef de service à donner son temps et sa peine gratuitement aux malades d'hôpital ! Et d'un.

Un praticien de campagne est appelé auprès d'un blessé : une plaie contuse infectée et souillée de terre d'écurie et de crottin de cheval. La plaie a mauvais aspect. Le bon confrère fait une injection préventive de sérum antitétanique. Mais la plaie était trop infectée ; le malade meurt de septicémie quelques jours après. La veuve porte plainte contre le médecin, déclarant que son mari est mort parce qu'on lui a fait une injection de sérum. Le Tribunal poursuit le confrère, sous prétexte que le sérum a causé des accidents anaphylactiques (oh ! la belle science de notre magistrature !). Et de deux ! Après celle-là, on peut, n'est-ce pas, tirer l'échelle...

Le confrère sera, je pense, acquitté (et encore ! sait-on jamais ?...). Le professeur Roux lui-même a écrit une lettre où il déclare qu'en injectant le sérum antitétanique ce médecin n'a fait que son devoir. Mais l'histoire fait un bruit énorme dans le pays. Et voilà du coup la réputation et la clientèle du médecin fortement endommagées, sinon détruites.

Calomniez, disait Basile...

O juges omniscients ! au moins, si vous voulez désormais vous mêler de condamner notre conduite thérapeutique, apprenez la médecine ! Et ne commettez pas de ces « négligences graves », de ces « fautes lourdes » qui feraient rougir un étudiant de troisième année.

— Oui, Messieurs les Chirurgiens, j'admire votre courage et votre entêtement. A votre place, je laisserais là le bistouri et j'irais planter des choux. C'est moins dangereux.

6 avril 1913.

P. S. — Voici en résumé l'affaire Bazy. Ce chirurgien, si connu pour sa droiture, sa conscience, et son habileté professionnelles opère à l'hôpital une malade atteinte de kyste de l'ovaire. Le kyste est adhérent ; impossible de l'extirper sans risquer la vie de la malade. Dans ce cas, la conduite à tenir est classique. On « marsupialise » la poche. On l'abouche à la paroi abdominale ; on y introduit une mèche de gaze que l'on change de temps en temps, régulièrement ; l'intérieur du kyste bourgeonne peu à peu et se cicatrise ainsi lentement. Il est indispensable d'y laisser la gaze jusqu'à la guérison. Sinon l'ouverture se fermerait, et le kyste récidiverait, en suppurant. Ainsi agit l'excellent chirurgien. On panse régulièrement la malade, en lui conseillant de rester à l'hôpital jusqu'à guérison. Elle veut absolument rentrer chez elle : on finit par y consentir. Mais le Dr Bazy lui recommande de venir régulièrement à l'hôpital pour faire changer sa mèche de gaze. Elle n'en fait rien. Quelques mois après, un médecin de la ville retire du kyste marsupialisé la mèche de gaze, oubliée, non par le chirurgien qui l'y avait placée volontairement, et nécessairement, mais par la malade. Celle-ci n'hésite pas. Elle poursuit le Dr Bazy et l'assigne en dommages-intérêts. Et il se trouve un tribunal pour condamner ce chirurgien qui, par sa prudence, a sauvé la vie de sa malade. On l'incrimine de faute lourde, et on lui reproche d'avoir oublié par négligence une compresse dans le ventre de sa malade !...

Ingénuité

A Monsieur le Maire de X...

Monsieur le Maire, vous êtes un homme étonnant ! Je dirai même *épatant*, puisque l'Académie a introduit cet adjectif dans son Dictionnaire. Pris d'un beau zèle, vous avez voulu lutter, selon vos faibles moyens, dans votre petite commune, contre le fléau national : l'*alcoolisme*. Le moyen que vous avez trouvé était original : obliger les débitants, les cafetiers, à supprimer les rideaux de leurs devantures. Ainsi, les curieux pouvaient diriger leurs regards indiscrets sur les consommateurs et les reconnaître. Ainsi vous espériez que ces derniers, gênés, deviendraient plus rares, et que seuls persévéreraient dans leur auto-intoxication les buveurs notoirement impénitents.

Pour un maire socialiste, ce n'était pas déjà tant sot ! De savoir si cela eût été efficace, c'est une autre affaire. Et j'admire vraiment votre ingénuité. C'est bien simple : de tous les moyens que l'on voudra tenter contre l'alcoolisme, pas un seul ne sera efficace. Demandez plutôt à nos bons députés si ce n'est pas leur avis ?

Aussi bien, on ne vous laissa pas le temps de voir à l'œuvre votre procédé. Humble pot de terre — sauf respect — vous fûtes vite vaincu dans votre lutte contre le puissant pot de fer (non : le pot de vin !)

Quel vacarme, pôvre de vous ! dans votre Landerneau ! et de là dans toute la Presse... Les débitants de votre commune ont protesté. Mon Dieu ! cela n'a rien de bien extraordinaire. C'était leur droit ; presque leur devoir. A leur protestation s'est jointe celle de leur haut Syndicat. On a crié appel vers l'autorité préfectorale. On vous a fait assavoir que vous aviez excédé vos pouvoirs. On vous a obligé à rapporter votre arrêt. Et je vous vois d'ici assailli par les quolibets, n'osant plus passer devant les « bistros » (encore un vocable que l'Académie devrait bien adopter, car il désigne une des professions les plus nombreuses, sinon des plus sympathiques), qui vous menacent de la voix et du geste : donc, obligé de vous terrer dans votre demeure, car les bistros sont innombrables, chez vous comme partout.

Cela vous a rendu célèbre pendant quelques jours. Vous en avez peut-être été étonné le premier. La France entière, où tout commence et finit par des chansons, a blagué ce maire idéaliste qui croyait combattre l'alcoolisme et qui prétendait faire pièce à nos législateurs de la Chambre :

malheureux homuncule, si petit roitelet d'une si petite commune...

Que cette célébrité à rebours vous serve de leçon, Monsieur le Maire. Ne cherchez plus à réformer les mœurs. Alcooliques nous sommes, alcooliques nous voulons rester. Et s'il nous plaît, à nous, d'être empoisonnés ! Dans les revues de music-hall, des petites femmes copieusement déshabillées vous chansonneront. Mais je suis bien certain que vous ne serez pas réélu.

Car, voyez-vous, en France, la question de l'alcoolisme, dont dépend la vie de la nation, est une question électorale. C'est pourquoi, dans notre pays de suffrage universel, où le tenancier d'assommoir est le grand électeur, elle ne sera jamais résolue.

Je vous plains de tout mon cœur. Mais convenez, aussi, que vous fûtes par trop ingénu, de vouloir lutter contre l'omnipotence de Bistro-Roi...

Bistrocratie

Aux Maîtres de l'heure.

C'est encore à votre sujet que je prends la plume, Messeigneurs les Bistros !

Grands rois, cessez de vaincre ou je cesse d'écrire !

Vous êtes plus de cinq cent mille en France. C'est une véritable armée : l'Armée du Poison. Cinq cent mille assommoirs : cela donne une fière idée de notre beau pays.

Comme toute corporation qui se respecte, — et la vôtre est des plus respectables, — vous avez eu dernièrement votre Congrès. Il fut, ai-je besoin de le dire, très suivi. Vous y prîtes des décisions importantes; entre autres celle de faire un appel au Gouvernement pour qu'il maintienne dans les limites de leurs droits les maires qui auraient la tentation de les outrepasser. Ceci à propos de l'ingénu maire de X..., de qui je parlais l'autre jour, et qui voulut essayer de lutter contre Bistro-Roi.

Vous avez bien raison de faire appel au Gouvernement, puisqu'il vous est tout dévoué.

En effet, comme dans tout Congrès, il y eut chez vous beaucoup de palabres. Et, parmi, ceux-ci :

Un député de Paris, ancien ministre, M. Puech, proclama votre omnipotence en termes clairs bien que pompeux :

« Vous êtes cinq cent mille disséminés sur toute l'étendue du territoire, possédant tous une situation qui vous permet de faire rayonner autour de vous les idées qui vous sont chères. Si vous vous attachez à vos syndicats, à vos fédérations *et aux amis que vous avez dans les corps élus*, si vous vous laissez guider par un seul et même idéal : rendre à votre corporation la place et les droits qui lui sont dus, *votre puissance*, je vous l'assure, *deviendra irrésistible.* »

Quelles sont donc ces idées qui vous sont chères ; ces idées si nobles qu'il faut faire rayonner autour de vous ?

La suppression de la licence ; l'interdiction aux villes et communes de voter des surtaxes sur l'alcool, etc. Excellentes, vraiment, vos idées.

Après cet ancien ministre, le ministre actuel [1] du Commerce, M. Fernand David, vint qui parla

1. Depuis lors, il y a eu trois changements de ministères. Cela, qui n'a du reste aucune importance, n'est point pour nous surprendre. Aussi bien, si les ministres changent, les mentalités ministérielles ne changent pas.

d'abondance. C'est, paraît-il, un homme intelligent, et même, quoique politicien, je le veux croire honnête homme. Je voudrais penser qu'il est incapable d'une mauvaise action. Or, voici le discours qu'il vous tint. Faisant allusion à la suppression de la licence si instamment demandée au Congrès, il déclara :

« Je me ferai l'écho auprès de mon collègue et ami M. Klotz de l'enthousiasme que cette mesure fiscale provoque chez vous tous. »

Et le ministre conclut en ces termes :

« Vous êtes, Messieurs, à la fois des hommes de progrès et de conservation sociale au bon sens du mot. A vous doit aller la confiance d'un gouvernement qui a conscience de la responsabilité qui pèse sur ses épaules du jour où il a assumé de conduire la France à ses lointaines destinées. Vous êtes le rempart de la dignité et de la prospérité nationales. »

Je ne crois pas que ce ministre soit un ironiste. En tout cas, l'ironie aurait été un peu forte. Ce membre du gouvernement devait parler sérieusement. Ce lèchement des pieds me paraît assez triste...

Ah ! Messeigneurs les Grands-Electeurs, on ne vous ménage pas les coups d'encensoir. N'est-ce pas que l'encens gouvernemental est doux à respirer ? Il a dû vous causer une agréable ivresse. Et vous êtes experts, il me semble, en tant qu'ivresses.

Versez-nous à flots l'alcool, destructeur de la

race, producteur de tuberculose, de rachitisme, de dégénérescence physique et morale, de dépopulation, de folie et de crime. Nous vous remercierons, nous vous encenserons.

Et je souris doucement (à la manière de Figaro) en songeant à ces délicieux utopistes qui présentèrent à la Chambre un projet de loi limitant les débits de boissons. Ah! le bon billet!... Ce fut, il vous en souvient, un bel enterrement de première classe! et rapidement mené, car vous aviez, Messeigneurs, froncé les sourcils.

Quand le danger menace, nos Honorables savent se dépêcher. Et ils excellent, ces bons croque-morts, aux besognes négatives...

Voilà qui n'est guère fait pour relever le parlementarisme dans l'opinion des gens de bon sens. Protection avérée des empoisonneurs de la nation; ingérence avouée de la politique dans la finance et dans la magistrature, « abus déplorable d'influences et de pouvoir » (suivant les expressions propres de M. Jaurès): tout cela connu, toléré, absous, approuvé par un Parlement où les fortes individualités disparaissent de plus en plus, noyées dans la veulerie des partis; par un Parlement devant lequel M. Maurice Barrès a pu prononcer, sans soulever une seule protestation, au milieu d'un silence qui était un aveu, les mots de « pourriture parlementaire »; tout cela (qui a secoué jusque dans sa base l'armature entière de la nation) flétri par ces personnalités si différentes, réunies pour une fois dans un accord significatif : Jaurès, Briand, Barrès.

... Et cela nous prouve que la République, comme du reste toutes les autres formes de gouvernement, n'est malheureusement pas à l'abri des injustices, des compromissions et des scandales. Il faut toujours compter, hélas! avec le dérèglement dû aux appétits humains.

L'Age du Muscle

A un Athlète.

J'ignore, Monsieur, si vous connaissez M. Bergeret. Pour parler vrai, je crois que non. Vos occupations professionnelles ne gravitent guère dans le même cercle que les siennes. Il est un doux spéculatif, apte au maniement des idées générales, aux discussions philosophiques, un peu dilettante et sceptique. Vous, vous êtes un positif, ne connaissant que le concret, mouvant votre cerveau dans un cercle étroit d'idées, jouissant par le corps plus que par l'esprit et préférant un bon bifsteack à toutes les philosophies du monde. M. Bergeret est un intellectuel, exacerbé — trop, à mon sens — par le jeu des idées, et de chétive santé. Vous êtes un beau spécimen de l'animal humain, habile au jeu des muscles. J'espère que mon qualificatif ne vous blesse pas. Je veux croire, au contraire, qu'il vous flatte. Et vous me plaisez beaucoup ainsi. Ce qui ne veut pas dire, cependant, que, s'il me fallait choisir, je ne vous préférerais pas un Bergeret ou un Maurice Barrès. Heureusement, le choix ne s'impose pas ; et il est permis d'être éclectique.

Donc, mon ami M. Bergeret a quelques manies. Rien d'étonnant; il a été si mal marié qu'il est demeuré quasi un vieux garçon. Pour cet hypertrophié du cerveau, le mariage avec une femme orgueilleuse, acariâtre et sotte fut une erreur pénible. Entre autres manies, il a celle de bouquiner sur les quais. C'est un passe-temps que j'aime aussi. Et bien que je n'aie pas beaucoup de parenté intellectuelle et morale avec le maître de M. Roux, puisque lui et moi nous pensons très différemment sur bien des choses, je m'amuse avec lui, quand je suis Parisien, à fouiller dans les boîtes des marchands de bouquins, sur les parapets qui bordent la Seine. Quand je suis Bordelais, et que j'ai un peu de loisir, je me donne cette exquise jouissance, non plus sur les quais — la Garonne n'a pas voulu ! — mais sur l'Intendance et dans les rues ou galeries avoisinantes. Nos libraires y sont devenus hospitaliers, à l'instar de Paris. Ils vous permettent, sans protester et sans vous déranger, de feuilleter les livres neufs ou d'occasion. Dans leurs halls, on est bien à l'abri, hors des courants d'air. De-ci de-là, on cueille des bribes de poésie, de philosophie, de science, d'histoire, de littérature, de roman. On voit des jolies gravures, des revues ou des journaux, des ouvrages admirablement illustrés. Plaisir parfait, dispendieux, un peu, malheureusement ; la tentation est forte d'échanger quelques sesterces contre l'œuvre de tel auteur aimé; et on succombe parfois.

Je ne crois pas que vous vous offriez souvent cette joie qui, à la rigueur, peut demeurer gratuite. Eh bien! franchement, vous avez tort. Et M. Bergeret me le disait récemment, en causant avec moi à votre sujet. Vous l'ignorez ; mais lui, qui s'intéresse à tout, vous connaît. Son habituelle curiosité l'a poussé, même, à assister à une de vos luttes. Oui, vous avez tort, Là, vous vous instruiriez. Et vous tireriez un légitime orgueil de ce voyage dans la cité des livres. En effet, les deux dominantes [1] de la publication livresque actuelle (et je n'exclus pas le journal, loin de là !) sont les suivantes : d'une part, la glorification brutale, grossière, sans finesse, de l'érotisme, de la « bagatelle », pour parler comme Paul Hervieu ; dominante qui ne doit pas être pour déplaire au bel étalon que vous êtes certainement. Il y a une catégorie de femmes qui aiment le muscle : c'est pourquoi on les voit se presser, s'écraser aux séances de luttes et de boxe et crier de joie quand un « direct » savant a mis *knock-out* tel champion renommé, couché sanglant sur le ring.

Et l'autre dominante, c'est précisément la glorification du muscle. Palsambleu ! Monsieur, quelle orgie de muscles ! Journaux illustrés, traités savants

1. A vrai dire, on en peut ajouter une troisième : les publications « policières », qui ne sont pas de meilleur goût, et ont une action des plus nuisibles sur la mentalité des enfants et des adolescents.

et didactiques : tous en sont emplis. Culture physique, gymnastique, art de respirer, de se développer, de lutter, de boxer : c'est une débauche de publications destinées à glorifier la plastique du corps humain. La plupart des auteurs de ces livres préconisent leurs « systèmes » personnels, et nous affirment qu'avec quelques minutes de travail par jour, nous pouvons prétendre à les égaler. C'est tentant. A l'appui, et pour nous y engager, il nous exhibent leurs portraits. Par portraits, il faut entendre la photographie du bon auteur exposé sous toutes ses faces, dans toutes les attitudes, et ce — en bon néo-grec qui se respecte — revêtu du simple costume adamique. Ce ne sont pas tout à fait des portraits à mettre dans un album de famille. Quelquefois des dames, qui tirent plus d'orgueil de leurs masses musculaires que de l'eurythmie douce des lignes, des dames virilisées, si je puis dire — le voilà bien disparu, l'éternel féminin, cher à nos aïeux : le sexe faible et gracieux a des biceps et l'Eve exquise des poètes fait la pige à Tartarin « doubles muscles », — et qui ont elles aussi leurs systèmes d'éducation (ce n'est pas de la puériculture que je veux dire, mais de l'éducation plastique) nous font la faveur de nous offrir elles aussi, leur portrait ; elles sont un peu plus vêtues que leurs confrères masculins, mais pas beaucoup plus ; mais je me tais, ne voulant pas, malgré tout, déplaire au sexe de qui le poète a écrit :

Oh ! n'insultez jamais une femme qui *tombe*

Quand vous avez feuilleté ces ouvrages pendant quelques instants, vous sortez de là la pensée envahie, obsédée, par cet étalage de myologie : les biceps, les deltoïdes, les fessiers, les jumeaux, les triceps dansent la sarabande et papillottent devant vos yeux. Et vous trouvez bien mesquins, en retombant dans la banale réalité, bien mal bâtis, bien peu conformes aux canons de Polyclète ou de Praxitèle, les snobs raides et enorgueillis et les hétaïres piaffantes, enluminées et emplumées qui foulent les trottoirs de l'Intendance et de Tourny à la queue leu leu, satisfaits et béats, heureux d'être vus.

... Vous n'aimez pas l'ironie, Monsieur. je le crains ; les forts la détestent. Alors, parlons sérieusement. Je ne suis pas opposé, croyez-le bien, à la culture physique de la race. Celle-ci y gagnera. Elle en avait bien besoin. Nos prédécesseurs, issus du romantisme et du symbolisme, ne vivaient que par le cerveau. Ils y usèrent leur système nerveux. Heureusement, la réaction, utile, nécessaire, s'est faite. Elle a pour but — et la reviviscence actuelle du patriotisme ne peut que s'en trouver bien — de rendre à notre race les qualités physiques des races latines d'autrefois. Les latins et surtout les grecs savaient philosopher, ce qui ne les empêchait pas d'exceller aux exercices physiques. Sophocle combattait à Salamine et dansait le Pœan. Platon, le divin, lançait le disque et aimait les jeux du corps. Je trouve que la réaction actuelle est très exagérée. Voilà tout. Nous allons à l'inverse. Nous faisons de nos frères ou de nos fils des athlètes, des champions de football et des scientifiques ; mais nous négligeons de plus en plus de leur apprendre les langues mortes, nourricières de notre France. Cultivons également le corps et l'esprit et non pas l'un au détriment de l'autre. Restons des latins et ne devenons pas des saxons. A chaque peuple convient son genre d'aptitudes dans lequel il doit persévérer.

M'occupant de physiothérapie et d'orthopédie, donc de gymnastique et de massage, ayant déjà pas mal écrit sur ces sujets qui me sont chers, j'aurais mauvaise grâce à critiquer la culture physique que j'apprécie tant et que je prône tous les jours. J'estime, seulement, que l'on va trop loin aujourd'hui et j'ai peur que cette exagération finisse par nuire à cette belle cause : la rénovation physique.

C'est l'histoire de toutes les réactions. L'équilibre bienfaisant se fera, je pense, dans quelques années. Le temps, comme toujours, saura faire son œuvre de tassement.

... *In medio stat virtus.* Faisons notre profil de ce vieil adage.

Mais j'oubliais, Monsieur que vous ignorez le latin, Je vous vois bâiller. Et je lis dans vos yeux un peu d'étonnement et beaucoup de mépris pour un homme qui parle aussi longtemps et qui sait du latin (vous en trouverez la traduction dans les feuillets roses du petit Larousse ; c'est du latin peu compliqué). Peut-être même la migraine menace-t-elle d'éclater sous votre front bas et étroit ? car je le vois se plisser douloureusement dans l'effort mental. Bref, je comprends que mon discours vous ennuie et qu'il vous tarde de partir : l'heure de votre « entraînement » approche. Excusez-moi, Monsieur, je vous prie.

Voulez-vous alors ma conclusion sous une forme qui vous soit plus familière ? Parfois, les jours où je suis grincheux, quand je quitte ces étalages de libraires où je viens de constater les deux dominantes que je vous disais, où je viens de voir ce double éloge de la myologie et de la... moelle épinière annihilant presque tout le reste, ce reste dont nos ancêtres ont vécu, j'ai envie de murmurer, en parodiant le mot de Mme Dubarry : « Prenez garde à l'excès. Soyez éclectiques. Sinon, la France, ton idéal, f.... le camp ! »

Ce n'est plus du latin. Votre front se déplisse. Vous soulevez dédaigneusement vos larges épaules. Vous souriez... Cette fois vous avez compris.

Janvier 1914.

Notes sur un médecin-philosophe :

Le Professeur GRASSET

Montpellier, 23 mai 1911.

Me trouvant ces jours-ci à Montpellier, j'ai désiré voir le professeur Grasset. J'avoue que je ne le connaissais pas encore personnellement. Les circonstances de la vie ne m'avaient pas donné, jusqu'à ce jour, l'occasion de le rencontrer.

Or, je désirais beaucoup le *voir* et causer avec lui. Cela paraîtra à d'aucuns puéril et ridicule, même romantique. C'est ainsi.

A notre époque égalitaire de nivellement par en bas, en notre temps de démocratie intellectuelle et morale, les Maîtres — comme disait Nietszche — ne sont pas tellement nombreux, qu'on doive leur marchander son admiration. Quand une personnalité domine ainsi de haut la foule des anonymes, il est simplement poli de tirer son chapeau et de la saluer respectueusement. Et je ne crois pas qu'on puisse pour ce fait être accusé de platitude. Oh ! je sais bien que lorsqu'on fait de la critique admirative (cela ne veut pas dire qu'elle ne soit pas exacte), on trouve la chose étrange au milieu du dénigrement systématique, qui est à la mode actuellement ; et l'on court le risque d'être taxé de flagornerie. Qu'importe !

Depuis bien longtemps déjà, depuis la publication de ses admirables *Limites de la biologie* — ce n'est pas d'hier — qui furent pour moi une véritable révélation, Grasset est, en philosophie et en médecine, un de mes maîtres à penser. Et — j'écris ceci en toute sincérité, sans nulle basse pensée de flatterie — j'éprouve une admiration très grande pour son cerveau « clarifiant », pour l'étendue et la hardiesse de sa vision, pour son œuvre vaste, claire et profonde, très « française », pour cette œuvre qui s'accroît chaque année et qui, partant toujours des mêmes idées directrices, s'élargit dans des voies si diverses ; pour cet homme à l'esprit généralisateur qui a su tenir droit et haut l'étendard glorieux de la vieille école de Montpellier.

Qu'on m'excuse de payer ainsi aujourd'hui, bien imparfaitement et si modestement, une vieille dette de reconnaissance à celui qui fut et qui reste l'un de mes principaux directeurs d'esprit.

*
* *

J'allai donc le voir à sa consultation, dans son vieil hôtel de la rue Jean-Jacques-Rousseau...

La consultation commence à trois heures. J'ai soin d'arriver un peu à l'avance. Dans la grande salle d'attente, il y a déjà plus de trente personnes. Des riches, des ... autres ; des malades de la ville et de la campagne. Nous sommes là cinq confrères, qui devons passer avant le stock des clients. Quand on vient consulter le professeur Grasset, il faut évidemment s'armer de patience. Un malade, renseigné, a apporté sa collation ; il l'absorbe paisiblement.

Trois heures sonnent. Le maître, malgré ses occupations multiples, sa besogne écrasante, et bien qu'il soit le consultant le plus appelé dans tout le sud de la France, a cette bienveillante politesse d'être ponctuel. Il traverse la salle d'attente et se rend dans son cabinet. Le défilé commence.

Voici mon tour. Le professeur m'accueille aimablement, la main tendue, la figure souriante. « Asseyez-vous, docteur ! » Il me remercie de l'envoi récent d'un de mes livres.

Le visage est attirant, éclairé par des yeux qui brillent d'intelligence derrière les lunettes. Une grande intelligence : c'est l'impression globale qu'on éprouve dès l'abord. Assurément, mon attente n'est pas déçue. C'est bien l'homme de son œuvre. La bouche paraît très bonne, dans la forêt de la barbe, aujourd'hui blanchie. Au surplus, l'effigie du professeur Grasset est assez connue pour que je n'aie pas à la décrire. Elle rappelle un peu, on le sait, l'image classique des savants d'outre-Rhin.

Mais elle n'en a certes pas la raideur compassée et qui glace.

Bien que le maître ait dépassé la soixantaine, le corps est vigoureux et même alerte dans les amples vêtements noirs. A la boutonnière, l'étroite tache du ruban rouge. Le Dr Grasset n'a pas la rosette. Cela étonne. Sans doute est-il trop réactionnaire.

Son vaste cabinet, encombré de papiers, de livres, est celui d'un travailleur, d'un penseur. Les fenêtres s'ouvrent gaîment sur un jardin, où, dans les arbres verdoyants et dans les fleurs, le soleil de Provence joue et rit. Sur la cheminée, un beau buste du Christ, en bronze.

La causerie continue, un peu spéciale d'abord, puis effleurant divers sujets : les névroses, l'isolement, la rééducation motrice ; le Professeur me parle de ses collègues et amis de la Faculté de Bordeaux, des professeurs Arnozan, Pitres, Régis, entre autres. Il me demande de leur présenter ses compliments.

Le Dr Grasset cause en toute simplicité, sans aucune morgue, « à la papa ». Renversé dans son fauteuil, les mains croisées sur son gilet, il laisse aller ses souvenirs ; et je sens que ses yeux m'observent, me scrutent. Son visage se plisse parfois avec une fine bonhomie. Une sympathie charmante émane de lui. Il cause tranquillement, sans impatience, sans paraître se douter qu'il a autre chose à faire, comme s'il n'était pas pressé.

Mais l'heure s'avance. Je me reproche, en moi-même, d'abuser ainsi d'instants aussi précieux. Je me lève pour prendre congé. Une large poignée de main : « Au revoir, docteur ! Je suis très heureux d'avoir eu avec vous cette conversation. »

Je traverse à nouveau la salle d'attente. Il est quatre heures. D'autres personnes sont entrées pendant mon audience. Me voici à la porte de la rue. Des malades sonnent et parlementent avec le valet de chambre, qui est sur les dents.

Quand donc le Dr Grasset trouve-t-il le temps de lire ? En chemin de fer, peut-être ! Et je gagerais qu'il lit presque tout ce qui se publie en science, médecine, philosophie, art, littérature, etc. ; ce qui n'est pas une mince besogne, à notre époque d'orgie livresque.

Quand donc trouve-t-il le temps d'écrire tous ses livres ?

Il faut pourtant bien qu'il se nourrisse et que son cerveau se repose !

... Le grand Arnaud, de Port-Royal, un jour que l'un de ses disciples lui posait cette même question, fit cette réponse sublime : « Eh ! Monsieur ! n'aurons-nous pas toute l'éternité pour nous reposer ? »

27 novembre 1910.

... C'est novembre. Au dehors, la brise gémit par rafales; la pluie crépite contre les vitres. Enfoncé mollement dans un fauteuil, au coin du feu — le premier de la saison — je lis, sous la douce clarté de la lampe, tôt allumée et qui laisse dans une pénombre indécise et mystérieuse les recoins de mon cabinet de travail. De temps à autre j'interromps ma lecture pour pincer et redresser un tison ardent qui, sourdement miné, s'écroule; pour contempler les profondeurs branlantes du brasier, où mon rêve entrevoit, modifiés à chaque instant par les caprices du feu, par les volutes de la flamme, des architectures fabuleuses, des palais de féeries, des grottes magiques d'un incomparable éclat.

N'est-elle pas une véritable joie cette première flambée de l'automne? joie où se révèle, comme il arrive très souvent, une pointe d'égoïsme, par la comparaison entre la tiédeur calme de ma retraite et la tempête extérieure. Cette joie n'est-elle pas doublée lorsque le livre est écrit d'un beau style et rempli d'idées? Le bonheur, qui n'est pas *un*, mais qui est une composante de petits bonheurs réunis, que l'on cherche souvent si loin, qu'il faudrait savoir trouver très près de soi, — le bonheur en pantoufles, — et qui, au reste, est chose infiniment relative et variable, n'est-il pas fréquemment composé de modestes joies semblables à celles-là?...

Ce plaisir, je l'ai goûté ces derniers jours en lisant les *Idées médicales* du Professeur Grasset.

Parmi les grandes figures médicales contemporaines, j'en connais peu d'aussi attachantes que celles du maître de Montpellier. Son œuvre est diverse, des plus étendues. Professeur émérite, spécialiste éminent, il a su grouper autour de sa chaire de médecin et de philosophe un ensemble d'élèves et de disciples des plus imposants, et verser dans son enseignement écrit une science vaste et du meilleur aloi. Biologiste et psychologue qui peut sans faiblir supporter la comparaison avec les plus grands d'aujourd'hui, ce médecin, l'un des consultants les plus occupés de notre époque, et qui rayonne sur tout le sud de la France, sait trouver le temps de s'intéresser à tout, de tout connaître, de tout voir, de tout lire : qu'il s'agisse de médecine, d'art, de philosophie, de littérature ou d'histoire. Dans ce cerveau encyclopédique, merveilleusement organisé et cultivé, tout cela, idées générales et faits particuliers, se classe méthodiquement et en sort clarifié, assimilable pour tous, sous la forme de ces vivantes leçons, de ces livres fortement construits et documentés. Chaque année apporte sa moisson nouvelle ; et l'on demeure stupéfait d'une pareille activité, on s'étonne de voir un cerveau supporter aussi allègrement pareil fardeau. Vraiment, Grasset a bien mérité de la Province ; il constitue un bel exemple de décentralisation.

Et il me plaît de constater que cet élève de Fouillée a su édifier sur les bases d'un traditionalisme intégral les constructions les plus élevées de la pensée moderne.

Son nouveau livre porte l'empreinte de sa plume magistrale. Il n'est pas seulement destiné aux médecins, mais aussi au grand public lettré. Il est formé d'un recueil de conférences, d'articles de Revues, dont quelques-uns ne sont que le canevas d'œuvres plus détaillées, plus développées, qui ont paru en volumes [1]. Je n'ai point l'intention d'analyser en détail ni de discuter ce livre. Les idées agitées par le Dr Grasset touchent à la médecine moderne, à la littérature, à la philosophie, à la sociologie ; et ces sujets sont bien trop vastes pour être envisagés en quelques lignes. Je me bornerai à signaler, au passage, les principales études qui en forment la structure, m'estimant heureux si j'ai réussi à donner le désir de lire et de méditer tout à loisir ces pages intéressantes.

Feuilletons.

Voici la question, chère entre toutes au Dr Grasset, du psychisme inférieur. On y trouve clairement exposée sa théorie du centre O et du polygone.

Hypothèse ? Evidemment, mais qui a cette qua-

1. *Le Psychisme inférieur. — Thérapeutique des maladies du système nerveux. — Demi-fous et demi-responsables. — La Responsabilité des criminels. — L'Occultisme, hier et aujourd'hui. — Traité élémentaire de physiopathologie clinique. — Introduction physiologique à l'étude de la philosophie. — Limites de la biologie*, etc.

lité de nous expliquer bien des points obscurs de ce problème encore si peu connu du conscient et de l'inconscient, et qui, par cela même, fût-elle fausse, n'en est pas moins très utile, très ingénieuse et très scientifique. Les sciences exactes elles-mêmes procèdent souvent de la sorte, et ont recours à la méthode hypothétique.

Puis ce sont les études connexes sur la psychothérapie (suggestion hypnotique et psychothérapie consciente) et sur les demi-fous et les demi-responsables. On y voit, mis au point, tout ce que nous savons actuellement sur ces redoutables questions, dont l'importance sociale n'échappe à aucun de ceux qui veulent bien y réfléchir, et que j'ai moi-même très brièvement esquissées il y a trois ans [1].

Voici une étude sur l'occultisme. Le Dr Grasset ne s'occupe pas de théosophie, d'ésotérisme, de surnaturel. Il élimine rapidement les théories pour se borner à discuter, en savant qui sait manier le crible d'une critique judicieuse et impartiale, des faits de télépathie, de prémonition, d'apports lointains, de matérialisation, de suggestion mentale, de communication directe de la pensée, de lévitations, de rapts ; et, se tenant sur une sage réserve, il conclut que pour étudier ces phénomènes, il faut une bonne méthode, mais pas de théories.

Une autre idée qui lui est familière, qu'il défend avec amour, c'est « le vitalisme ». Il ressuscite ce

1. *Esquisses et Opinions*.

vitalisme qui a longtemps été soutenu par l'Ecole de Montpellier, notamment par Barthez. Pour lui, la biologie n'est pas un chapitre de la physicochimie (il évite, d'ailleurs, de soulever la question de la nature ontologique du principe de la vie). Chaque être vivant est une unité à part, ayant son individualité propre, mais formant un agrégat complexe et mobile d'unités vitales élémentaires.

Le Dr Grasset envisage ensuite la supériorité intellectuelle dans ses rapports avec la névrose : problème si intéressant, si actuel. Il reproduit après cela le discours qu'il prononça au Ve Congrès français de médecine tenu à Lille, où il traça un raccourci superbe et original de l'évolution médicale en France au XIXe siècle.

Enfin, outre une étude sur l'influence du moral et une esquisse sur la défense de la vie, il envisage l'idée biologique dans les romans de Paul Bourget. Il montre comment celui-ci diffère de son maître Taine par sa théorie de l'élément individuel, qui lutte contre l'influence déterministe de l'hérédité et du milieu ; il montre l'importance que le grand romancier a accordée à la dissociation, à la multiplicité dans l'amour, et il la rattache à sa théorie propre du conscient et de l'inconscient. Il a su extraire de cette œuvre abondante, à son point de vue particulier de médecin, la substantifique moelle. Et il a disséqué minutieusement ce minutieux anatomiste du moi.

5 février 1911.

Sous ce titre : *Le milieu médical et la question médico-sociale*, le Dr Grasset vient de faire paraître un nouveau livre dans cette collection des « Études contemporaines » où M. Émile Faguet publiait, il y a quelques mois, son essai si savoureux sur *Le culte de l'incompétence*.

Le Professeur de Montpellier, dont l'esprit est si curieux de toutes les questions actuelles et surtout des questions qui se rapportent à sa profession, ne pouvait pas se désintéresser de la crise médico-sociale. Son étude, originale et personnelle, vient apporter une nouvelle contribution à ce débat, qui fut naguère très violent et qui reste toujours ouvert. Il l'envisage du reste avec une hauteur de vues remarquable, étant familier avec le maniement des idées générales.

J'avais déjà lu un résumé de ce volume dans la *Revue hebdomadaire*. Le livre qui vient de paraître développe cette mise au point. Il est destiné au grand public.

Certes, j'estime que le public extra-médical n'a pas à se mêler à nos affaires. Il n'est que trop porté à y mettre le nez. Et comme il ne peut les juger qu'avec « incompétence », ni lui ni nous n'avons rien à y gagner. Cela est mauvais à la fois pour les malades et pour les médecins. C'est devenu une mode déplorable de discuter, dans les grands quotidiens, les questions para-médicales et même les questions médicales pures. On fait ainsi du public, en matière de médecine, un demi-savant, cent fois plus dangereux qu'un vrai ignorant. Il critique à tort et à travers notre conduite clinique et thérapeutique, intervient dans nos différends, et juge de haut (le plus souvent mal) les défauts (trop réels) de nos institutions. L'affaire du « 606 » est trop récente pour qu'il soit nécessaire d'insister sur cette immixtion, devenue presque obligatoire, du public dans les choses de la médecine. On y a vu un nouveau médicament, dont on a dit, je crois, trop de mal et trop de bien, étudié par le menu et vanté dans la presse quotidienne, alors que la presse médicale n'avait pas encore pu même le signaler.

Mais, précisément parce que la question médico-sociale a été envisagée avec une passion souvent incompréhensive dans les journaux quotidiens, il n'était pas mauvais qu'un médecin célèbre présentât de sa plume autorisée cette question sous son vrai jour au grand public cultivé.

*
* *

Il y a une question médico-sociale. Cela est indéniable. Il faut y voir un épisode de la guerre contemporaine des classes. La querelle, l'agitation provoquée par l'essai malheureux du certificat d'études médicales supérieures, et qui a subi une vive et déplorable reprise lors du dernier concours d'agrégation, n'est que l'explosion subite, déclanchée par le premier prétexte venu, d'un état d'âme déjà ancien.

La profession médicale est de plus en plus difficile, par suite de l'encombrement, de la disparition du « médecin de famille », de la multiplication des spécialités, du fonctionnarisme, des mutualités, du développement de plus en plus grand des charlatans de tout acabit. Le prolétariat médical est souvent miséreux. Et, tout comme l'ouvrier bataillant contre le patron, il veut supprimer les inégalités professionnelles. De là, ces assises solennelles et vraiment imposantes, ces «Congrès des praticiens» où s'assemble périodiquement le tiers-état médical.

Or, et c'est ici surtout que M. Grasset me paraît original, et que je l'approuve entièrement, l'auteur voit la cause de cette évolution dans un vice de raisonnement, une erreur fondamentale, très généralisée à notre époque: la phobie de l'inégalité. Elle dérive d'une fausse notion de l'égalité et de l'inégalité sociales.

Si la *Déclaration des droits de l'homme* a supprimé l'inégalité résultant de la naissance, elle ne peut pas supprimer l'inégalité de fait des divers citoyens, qui est une loi biologique inéluctable. L'intelligence, la santé, la nature des facultés, etc., créent et créeront toujours cette inégalité. Tous les citoyens sont égaux devant la loi. Mais il est indéniable que leurs capacités sont différentes. Voilà pourquoi la fausse démocratie, qui veut l'égalité absolue de tous, tend au despotisme (la C. G. T. se charge de nous le démontrer tous les jours). Voilà, malheureusement, ce que le prolétaire, quel qu'il soit, ne veut pas comprendre. Voilà en quoi les espérances dont le bercent les meneurs socialistes, rhéteurs redondants et habiles à attiser les haines pour leur profit personnel, ne sont que de rêveuses utopies. Voilà aussi, à mon avis, en quoi le suffrage universel n'est qu'une grandiose mais dangereuse erreur, qui donne les mêmes droits électoraux à un homme intelligent et cultivé, appelé à exprimer spontanément son jugement réfléchi, et à un ivrogne ou à une brute ignare, lesquels ne seront que le jouet d'une volonté plus habile... ou plus riche. Voilà en quoi M. Grasset me paraît louable, qui dénonce avec M. Faguet et M. A. Fouillée ce faux égalitarisme, l'égalitarisme par en bas.

Une hiérarchie basée sur les seules capacités est à l'abri de la critique, et n'entraîne aucune humiliation. « Chacun est inférieur à certains, mais est supérieur à d'autres. » Rien d'étonnant donc qu'il y ait des inégalités dans la corporation médicale.

Le remède ? La société tout entière et le Corps médical, en particulier, doivent abandonner l'idée étroite et fausse de J.-J. Rousseau sur l'égalitarisme. « L'organisation libérale et vraiment démocratique de la société, tout en consacrant l'inégalité biologique et sociale, n'entraîne l'infériorité, l'oppression et la diminution de personne. Rien ne peut empêcher ce fait que les divers médecins sont plus ou moins intelligents, plus ou moins bien portants, ont des aptitudes pour une spécialité différente. Toutes choses qui, malgré l'unité du diplôme, consacrent leur inégalité devant le client. » Il n'y a non plus aucune difficulté doctrinale à admettre que celui qui travaille davantage, qui est mieux doué, pourra utiliser un titre qui consacrera cette supériorité. D'ailleurs, le praticien non professeur n'est en rien le subordonné du professeur, praticien ou non. Chacun a sa sphère, suivant le principe de la division du travail. Tous deux peuvent s'unir pour collaborer au bien des malades.

*
* *

Tous ces conflits sont accrus par une série de malentendus.

Le public oppose la science à l'art médical, les médecins savants aux médecins praticiens. La médecine n'est pas un art à proprement parler (un art esthétique), mais une science appliquée. Elle procède de la science pure. « Le médecin-praticien doit toujours être un savant, et on peut dire que sa pratique vaudra ce que vaut sa science. » Tous les médecins sont (ou devraient être) savants et praticiens, ne constituant qu'une seule catégorie, où chacun a sa note personnelle et ses aptitudes spéciales.

— On voudrait supprimer les Facultés de médecine et reporter la totalité de l'enseignement dans les hôpitaux. Erreur, grosse erreur ! Outre que cela entraînerait des difficultés pratiques considérables pour certaines branches de l'enseignement (médecine légale, anatomie, par exemple) cette séparation des sciences et de la médecine serait néfaste. Le médecin-praticien doit être familier avec les sciences.

Le Corps enseignant doit se recruter non suivant la théorie de l'égalitarisme, mais en basant la sélection sur certains principes (que je ne puis analyser ici, car cela m'entraînerait trop loin). M. Grasset repousse également le choix du professeur par les élèves — qui n'ont pas la compétence, ni l'impartialité nécessaires, — et le choix du privatdocent par le maître, sans concours, sans contrôle. Il juge que le concours est le seul moyen d'assurer la compétence et l'indépendance du Corps enseignant. Et j'estime — avec mon ami Cruchet, qui a rompu maintes lances pour défendre cette opinion — qu'il a absolument raison. Je suis d'autant plus à mon aise pour l'approuver que je suis un « praticien » et non un « officiel ».

— Mais alors, les praticiens n'auront aucun rôle dans l'enseignement ? — Si. M. Grasset propose que des praticiens fassent partie du Comité consultatif de l'enseignement public (section de médecine et de pharmacie) et que les attributions de ce Comité soient élargies.

... « N'aggravons pas la crise médicale par nos querelles intestines. Aimons notre profession, respectons-nous les uns les autres pour l'amour de notre profession et travaillons tous de notre mieux pour le développement et le plus grand succès de la profession médicale en France. »

On ne saurait mieux dire.

---

24 novembre 1912.

Un nouveau livre du Professeur Grasset — qu'il soit médical ou para-médical — est toujours un régal nouveau. Le Maître de Montpellier ne se lasse pas de produire ; l'âge ne ralentit en rien sa belle fécondité ; ses qualités d'écrivain, de penseur, de médecin se confirment au contraire de plus en plus avec les années. Dieu merci ! le Dr Grasset est toujours aussi vert ! Et cela nous promet plus longtemps encore beaucoup de belles œuvres de celui que la foule de ses amis et élèves fêtait superbement, il y a quelques mois, à l'occasion de son jubilé. Et, de leur côté, ses lecteurs ne se lassent pas de le lire...

Hier, il achevait de publier ce beau *Traité de physio-pathologie clinique* qui, dans son ensemble, constitue une grande œuvre puissante et harmonieuse, où il a peint à larges touches l'état actuel de la physiologie et de la pathologie clinique envisagées dans leurs rapports réciproques : peinture non pas sèche et impersonnelle, mais où le Maître a su montrer partout l'empreinte de sa griffe si spéciale ; où l'on sent partout la marque de sa grande et originale individualité; tableau grandiose où les détails multiples, et précis pourtant, savent se fondre en une cohésion parfaite et concourir à la beauté totale de l'Œuvre.

Aujourd'hui, il fait paraître un volume qui, pour être moins considérable et d'une allure différente, n'en offre pas moins pour les médecins et les lecteurs cultivés qui s'intéressent aux choses de la médecine un charme très grand. Les *Idées para-médicales* et *médico-sociales* font le pendant des *Idées médicales*, parues il y a deux ans. Elles obtiendront certainement le même succès. Le Dr Grasset, suivant une habitude qui lui est chère, y élargit le champ d'études du médecin. Clinicien, biologiste, philosophe, sociologue, littérateur, il traite avec son intelligence — je ne sais pas de mot plus adéquat que celui-là quand il s'agit du Professeur Grasset — de médecin habitué à manier les idées générales de tous ordres des problèmes très variés. Le livre est un recueil d'articles parus dans maintes revues. Il fait montre, en ces aperçus multiples de la médecine envisagée dans ses rapports avec la sociologie, de ses qualités habituelles : la clairvoyance, la « clarification », la compréhension, l'ingéniosité d'idées et d'hypothèses, la sûreté du jugement et d'exposition, le parfait bon sens. Ces qualités sont la marque de tous ses écrits et on les retrouve dans tout l'enseignement de ce médecin-philosophe, un des esprits les plus complets de ce temps.

Je n'entrerai pas dans le détail de ce livre. Ce serait trop long, étant donnée la variété des sujets traités. Et je m'en voudrais aussi de le déflorer, de diminuer votre plaisir. J'aime mieux vous dire : « Allez-y voir ; vous ne le regretterez pas ! »

Les questions qui y sont traitées passionnent non seulement les médecins, mais aussi le grand public. Le Professeur Grasset y étudie la question médico-sociale (j'ai déjà analysé le volume qu'il a publié sous ce titre et dont il donne un résumé dans l'ouvrage qui vient de paraître) ; le mode de recrutement du corps enseignant médical ; l'alcoolisme ; l'organisation de la défense sociale contre les maladies nerveuses ; les droits et les devoirs de la société vis-à-vis des névropathes, etc. Tous sujets particulièrement fouillés par l'auteur, et où il a acquis une compétence universellement reconnue. Je signale entre autres l'étude très attachante d' « un demi-fou de génie : Auguste Comte ». Elargissant de plus en plus le problème sociologique, il envisage les bases essentielles de l'hygiène sociale ; les trouve dans la science et la morale et « arrive à exposer ce qu'il croit la vérité sur la morale scientifique et la morale de l'Evangile devant la sociologie, montrant que l'Evangile est aussi le meilleur et le seul terrain possible d'union et d'actions sociales ».

Ces idées directrices ont toujours été celles de l'auteur des *Idées para-médicales*, et les lignes précédentes constituent comme une synthèse, un raccourci de sa vie et de son œuvre entière.

Clarté, ingéniosité, ampleur de vues, bon sens, compréhension, sûreté de jugement, intensité et multiplicité de la production, amour des idées générales : ces qualités, qui sont celles du Professeur Grasset, me font penser, dans un autre ordre d'idées, à un écrivain des plus connus de notre époque : M. Emile Faguet. Mais, sans vouloir forcer le parallèle, je dois à la vérité de dire que si le médecin écrit une langue impeccable dans sa clarté et sa précision, il n'en est pas de même, malheureusement, de l'académicien...

... L'Académie française... Le Professeur Grasset honore par son œuvre sa ville et son pays. L'Académie, qui vient d'élire un grand général, M. Lyautey (plus célèbre par ses exploits militaires et ses qualités d'administrateur que par ses écrits), et un grand philosophe, M. Boutroux s'honorerait en choisissant ce grand médecin, écrivain et philosophe, qui a toujours manié dans son œuvre abondante, débordante d'idées, la belle, pure, classique langue française. Parmi tant d'autres qualités qui militeraient en faveur de ce choix, celle-là n'est pas mince dans le « sabotage » que font actuellement subir à la syntaxe maints littérateurs... ou soi-disant tels...

Quand le professeur Grasset eut publié le troisième et dernier volume de son beau *Traité de physio-pathologie clinique*, dont j'ai essayé déjà de dire, bien imparfaitement, le bien que je pensais, je songeai, à part moi : Que va faire maintenant le Professeur Grasset ? Se reposer ? Assurément non. Tant qu'il en aura la force, il continuera à agir, à penser, à écrire. Il est de ceux qui désirent mourir sur la brèche, au champ d'honneur. Dieu merci ! nous avons des preuves que son activité n'est en rien diminuée. Tout au contraire, sa pensée n'a jamais été plus abondante, plus lucide, plus ingénieuse. Il a certes encore devant lui en perspective de longues et fructueuses années de pleine action médicale. Et je suis l'un des premiers à m'en réjouir.

Je croyais qu'il reprendrait peut-être ses Leçons de clinique médicale. Mais l'œuvre n'était pas finie. Il lui fallait un complément. Le chef de l'Ecole de Montpellier vient de nous en donner la première partie sous ce titre : *Thérapeutique générale basée sur la physiopathologie clinique*. C'était logique, en effet. Et ce traité de thérapeutique, basé sur le même plan, si personnel et original, si « en dehors de la routine habituelle » que le grand traité clinique terminera l'œuvre « monumentale ».

*
* *

Le professeur Grasset part donc, pour étudier la thérapeutique, et d'abord en exposer la classification, des principes qu'il a déjà indiqués dans son précédent traité.

Les agents thérapeutiques agissent tous biologiquement sur l'organisme de l'homme malade. Ils ne s'adressent pas directement à l'agent pathogène pour le combattre et l'annihiler, mais bien à l'organisme humain pour le mettre en état de résister à l'élément pathogène et de l'éliminer (antixénisme). On reconnaît là la vieille doctrine chère à l'Ecole de Montpellier et qu'elle a toujours défendue (Barthez, Alibert, Jaumes) : doctrine que le Dr Grasset a renouvelée sur les bases de la médecine moderne et dont il s'est fait toute sa vie le champion. Les indications thérapeutiques ne viennent pas tant de l'organe lésé que de la fonction altérée. La principale source d'indication est l'état général du malade, sa fonction générale de défense. L'agent thérapeutique n'agit pas physiquement ou chimiquement sur l'agent pathogène dans un organisme passif, témoin impassible et indifférent de ce duel ; il agit sur l'être vivant qui est malade, et il le sollicite à la guérison, comme l'agent pathogène le sollicite à la maladie. La base de la thérapeutique est la physiopathologie clinique. Celle-ci est donc aussi la base de la classification des médications.

Répondant à certains contradicteurs (Manquat), le Dr Grasset déclare que sa classification repose non sur l'action physiologique, action sur l'homme normal, mais sur l'action chez l'homme malade, c'est-à-dire sur la physiopathologie. Pour classer les agents thérapeutiques, il faut partir du malade pour aller au médicament. Il faut considérer non les médicaments, mais les médications. Elles doivent être classées d'après le mécanisme de leur action sur l'homme malade, d'après la fonction sur laquelle elles agissent chez l'homme malade. On voudra bien excuser ces répétitions de mots, nécessaires pour bien faire comprendre la pensée de l'auteur.

S'appuyant sur ce principe, l'auteur divise son étude de la sorte : 1° médications de la fonction antixénique générale ; 2° médication de la défense dans les divers appareils ; 3° médications de la défense à l'entrée (défense contre l'énergie extérieure, contre les microbes, prophylaxie générale et hygiène).

On pourra peut-être discuter cette classification. On ne peut nier, en tout cas, que, comme tout ce qui porte la marque du Professeur Grasset, elle ne soit vraiment originale et séduisante. Suivant son habitude, le défenseur du vitalisme montpelliérain a vu les choses de haut ; la tendance de son esprit est toujours de manier les idées générales ; d'introduire dans toute discussion, même spéciale, sa manière « généralisatrice » ; et cette belle vision d'ensemble de la thérapeutique le montre une fois de plus.

*
* *

Ceci posé, l'auteur étudie d'abord les médications agissant sur la fonction antixénique générale de l'organisme. Cette première partie se subdivise elle-même en deux sections :

a) Médications agissant sur la défense spécifique : Le Dr Grasset étudie en conséquence les diverses sérothérapies (on trouvera là une mise au point des découvertes les plus récentes : rien n'est passé sous silence par ce maître si averti, et le tout se termine par une vue générale, « philosophique », sur la sérothérapie).

Puis, c'est l'étude de la toxinothérapie et de la bactériothérapie spécifiques (tuberculose, lèpre, charbon, autothérapie, vaccins de Wright, corps immunisants de Sprenger). Le chapitre suivant est consacré à la chimiothérapie spécifique (syphilis, trypanosomoses et spirilloses, paludisme, rhumatisme, cancer).

Dans le quatrième chapitre sont étudiées les vaccinations (prophylaxie spécifique).

Dans le cinquième, les médications spécifiques des poisons et des parasites non microbiens (empoisonnements, auto-intoxications, traitement des parasites animaux et végétaux).

b) Médications agissant sur la défense non spécifique : défense générale contre les intoxications et les infections (antiseptiques, antitoxiques, sérothérapies, et toxinothérapies non spécifiques, chimiothérapie non spécifique — métaux colloïdaux — hydrothérapie et aérothérapie).

L'ouvrage se termine par une étude des médications agissant sur certains actes spéciaux de la défense générale : la fièvre et l'inflammation.

*
* *

Ce livre, qui intéresse à la fois les amateurs de thérapeutique générale et les praticiens, les « philosophes » et les « tâcherons » de la médecine, sait allier, comme nous l'avons fait pressentir, à une vue synoptique de l'ensemble l'aperçu des moindres détails. C'est dire qu'on y trouve (exposées et contrôlées par un esprit sagace, clair, méthodique et rebelle à tout emballement injustifié, qui sait éliminer le faux et le douteux), à côté des données anciennes d'ordre courant, les idées les plus modernes sur la thérapeutique générale et spéciale. Et c'est vraiment du grand art que de savoir ainsi allier et mêler intimement l'un à l'autre le côté pratique et le côté théorique des choses de la médecine, et de savoir à la fois planer sur les plus hauts sommets de la science médicale et pénétrer au fond des petits détails.

Dans cet ouvrage, particulièrement attachant, que j'ai feuilleté avec l'intérêt le plus vif et que je placerai dans le meilleur coin de ma bibliothèque, le Professeur Grasset a mis, comme dans toutes ses œuvres, l'empreinte de sa griffe magistrale.

« Vivre. » Sous ce titre, si bref et si vaste, le Dr Grasset a réuni en un volume deux conférences prononcées récemment, l'une au « Foyer », l'autre à l'Ecole des Hautes études sociales.

Dans la première, il étudie les lois biologiques de la Famille et de la Société humaines. Dans l'autre, la matière et la vie. Elles se complètent donc l'une l'autre. Le Dr Grasset y a condensé, synthétisé, les doctrines philosophiques qui ont été celles de toute sa vie scientifique et sociale, et qu'il esquissait déjà au début de son enseignement dans son ouvrage sur les *limites de la biologie.*

*
* *

Dans sa première conférence, Grasset envisage l'art de vivre et la science de la vie. Il montre l'importance des lois biologiques de l'Individu, de la Famille, de la Société. A la doctrine moderne, individualiste, qui engage l'individu à « vivre sa vie », ce qui est le triomphe de l'égotisme et la ruine de la société, il oppose l'ancienne doctrine altruiste, fondée sur la morale religieuse et sociale, et qui est la base de la famille, de la patrie, de la société. Le médecin-philosophe donne ici aux idées qui lui sont chères — ai-je besoin de dire qu'elles sont aussi les miennes? — toute leur ampleur, toute leur envergure. Ces idées, que des littérateurs comme Bourget, Bordeaux défendent avec tant de talent dans leurs romans (*l'Etape*, *le Divorce*, *les Roquevillard*, *la Maison*), le médecin les étudie et les développe, lui, en biologiste. Il étudie, dans des chapitres successifs, les caractères biologiques communs à l'homme et aux autres êtres vivants; les caractères biologiques propres à l'homme et sa supériorité psychique; sa faculté de progrès psychique indéfini, basée sur la faculté qu'a le psychisme de l'homme d'accumuler et d'utiliser les découvertes et les acquisitions psychiques des générations et des siècles antérieurs ; faculté de progrès psychique continu et indéfini sinon de l'individu, du moins de la société humaine. Il en déduit les devoirs biologiques de l'homme ; sa participation personnelle à la vie psychique de l'humanité ; sa préparation de l'hérédité ; la formation psychique des enfants. C'est une véritable conception biologique de la famille, du mariage, dont le but est non seulement le bonheur des conjoints, mais aussi et surtout la formation physique et intellectuelle et l'éducation des enfants. Comme dans ses *limites de la biologie*, il montre — d'accord avec Brunetière — l'impuissance de la biologie à faire exécuter et à rendre obligatoires les lois qu'elle édicte : donc, comme complément, la nécessité de la morale avec sanction, qui seule peut fonder l'obligation et créer le devoir. Me sera-t-il permis de rappeler que ce sont là des conclusions que j'ai, personnellement, défendues [1] ?

La morale fait à l'homme l'obligation de remplir les devoirs que la biologie formule. Sans la morale, l'art biologique de vivre n'existe pas ? Allant enfin, avec une véritable éloquence, jusqu'au bout, logiquement, de toute sa pensée, le Dr Grasset termine ainsi : « La morale naturelle peut dire à l'homme : ne faites pas à autrui ce que vous ne voudriez pas qu'on vous fît à vous-même ? Seul, l'Evangile peut dire aux hommes : faites à autrui ce que vous voudriez qu'on vous fît à vous-même. Aimez votre prochain comme vous-même ; sacrifiez-vous, dévouez-vous pour lui. Seul, l'Evangile peut vous dire que cet amour du prochain doit être étendu à vos ennemis. En dehors de ces enseignements divins, les prescriptions de la biologie demeurent lettre morte et le monde est destiné, condamné à être envahi et gouverné par les égoïstes... Pour « vivre », l'homme et la société humaine doivent en dernière analyse

1. Voy. Fraikin. *Esquisses et Opinions*, chapitre : « Peine de mort et Responsabilité ».

demander leur orientation et leur direction à Celui qui a dit : je suis la Voie, la Vérité, et la Vie. »

∴

Dans la deuxième conférence, l'auteur revient à son sujet d'une manière moins philosophique, et plus purement biologique.

Il y envisage l'existence et la valeur d'une science spéciale de la matière vivante biologique. Il formule d'abord les deux propositions suivantes : 1° la matière est la même dans les corps vivants et dans les substances mortes et inanimées ; les lois mécaniques, physiques et chimiques s'appliquent dans les deux cas ; 2° les êtres vivants diffèrent de la matière inerte par un certain nombre de caractères, qui rendent moins évidente que dans la matière l'application immédiate des lois physico-chimiques. Aux mêmes agents physico-chimiques ou mécaniques, la matière vivante répond différemment que la matière morte. Identique comme composition chimique à la matière inerte, la matière vivante présente des caractères différents de ceux de la matière inerte. La biologie a des limites ; elle ne représente pas à elle seule toute la science et toutes les connaissances humaines. Elle se distingue de la physico-chimie. Ce qui ne veut pas dire qu'il faille enlever à la biologie son caractère scientifique pour la noyer dans le mysticisme.

L'auteur est donc amené à étudier les caractère spécifiques de l'être vivant. L'être vivant est un individu qui naît, se nourrit, se développe, se reproduit et meurt. L'individualité est le caractère primordial de l'être vivant. Dans l'évolution de cette individualité, on voit apparaître une finalité remarquable vers la conservation de l'individu et de l'espèce avec leur type propre. Dans toutes les périodes de sa vie, l'être vivant conserve sa forme et tous ses caractères spécifiques ; dans la génération, il transmet à sa descendance cette même forme et ces mêmes caractères spécifiques. Le corps vivant change ; au bout de quelque temps il ne contient plus un seul des atomes qui le constituaient primitivement. Et cependant on le reconnaît ; il présente avec ce qu'il était précédemment une ressemblance. Cette ressemblance dans le changement est la caractéristique de la vie. Une autre caractéristique, corollaire de la précédente, est la fonction de défense.

En perpétuelle réaction vis-à-vis du milieu, l'être vivant évolue constamment, et néanmoins défend sa forme ou au moins la forme et le type de l'espèce. De tout cela résulte l'affirmation de l'unité et de l'activité propre de l'être vivant. D'où, enfin, cette définition : l'être vivant est un individu, limité dans l'espace et dans le temps, qui a une évolution propre et se reproduit avant de mourir.

Le Dr Grasset passe après cela en revue les diverses objections faites (Le Dantec, Leduc, Metschnikoff), a la notion d'unité et d'individualité : *a*) la divisibilité de l'être vivant ; mais quand l'être vivant se divise il se multiplie, ce qui est une forme de la génération ; *b*) les greffes animales (Vulpian) ; mais il faut que le nouveau tissu greffé convienne au nouvel organisme pour être accueilli et continuer à vivre (Carrel) ; ce qui est conforme avec la loi de défense et de conservation de l'individualité. On a fait aussi des objections ; *c*) à la notion de naissance ; *d*) et à la notion de mort. Les premières sont basées sur la génération spontanée (Leduc). Mais Gaston Bonnier a conclu qu'il n'y a entre les précipités chimiques de Leduc et les plantes vivantes aucune assimilation possible. La génération spontanée continue à rester depuis les recherches de Pasteur une erreur absolue. Quant à l'objection de Metschnikoff qui a affirmé l'immortalité des organismes composés d'une seule cellule elle n'a pas plus de valeur. Les générations de ces organismes se succéderaient sans qu'il se produise un seul cas de mort. Mais s'il n'y a pas de cadavre, c'est parce que la disparition du générateur et l'apparition des engendres se confondent ; la cellule mère meurt en engendrant les deux cellules, filles, et toute sa substance passant dans celle de ses deux filles, il y a naissance mais il n'y a pas de cadavre.

Grasset étudie enfin la défense de l'individu et de l'espèce contre la matière, l'énergie et la vie nocives. Nous retrouvons ici ses belles recherches sur l'antixénisme déjà exposées plus longuement (ici il ne peut que les résumer) dans sa *Physiopathologie clinique*. Etude tout à fait intéressante de physiologie et de pathologie cliniques, qui nous dépeint à larges traits la lutte de l'organisme contre les ennemis du dedans et ceux du dehors. C'est là une nouvelle caractéristique, des êtres vivants et non la moindre.

La matière vivante obéit donc bien a des lois spéciales. Elle nécessite par conséquent une science spéciale.

Comme on le voit, dans sa dernière œuvre, le Professeur Grasset reste le disciple fidèle, résolument vitaliste, de son grand ancêtre Barthez. Ayant envisagé non l'essence de la vie, mais les liens et les rapports des phénomènes vitaux, le Dr Grasset aboutit à cette conclusion logique que la matière vivante diffère de la matière inerte, qu'elle est régie par des lois spéciales, et qu'elle doit être l'objet d'une science particulière : la biologie, distincte de la physico-chimie.

Pour ma part, j'approuve absolument ces conclusions.

1914.

Il y a deux ans, les amis, les collègues, les élèves du Professeur Grasset fêtaient le jubilé du maître aimé et vénéré dans l'éclat de fêtes inoubliables. Il y a quelques semaines, l'Académie française, décernant pour la première fois « le grand prix qui n'appartient ni à l'histoire ni à l'imagination », l'accordait au médecin philosophe. M. Etienne Lamy fit de son œuvre le plus bel éloge : « Plus encore que d'avoir servi, médecin, la technique de son art et, penseur, la cause des vérités pures, nous lui sommes reconnaissants d'avoir été toujours poussé hors les étroites spécialités d'une profession et le vagabondage intellectuel des théories qui se suffisent à elles-mêmes par une hâte continue vers les applications immédiates et sociales de ses doctrines. Et il nous paraît avoir été surtout philosophe pour avoir compris que l'importance des vérités se mesure à l'importance de la réforme faite par elles dans les mœurs. »

Et c'est au milieu de ce concert unanime de louanges, si mérité, que nous arrive la nouvelle, pénible entre toutes, de la retraite du Professeur Grasset. C'est une retraite en beauté, dans une véritable apothéose. Le maître de Montpellier fait ce beau geste de descendre de sa chaire à soixante-cinq ans, en pleine vigueur physique et intellectuelle. Mais, nous en avons le ferme espoir, si le savant professeur abandonne son enseignement de pathologie générale, le médecin, si aimé de la foule de ses malades, le philosophe aux idées générales si puissantes, le penseur dont l'envergure d'esprit est digne des plus grands, l'écrivain fécond et clair nous restent. Et comme nous savons bien que le Professeur Grasset est de ceux qui ne savent pas se reposer — il nous le montrait hier encore en venant faire au « Foyer » une conférence très applaudie sur « la Vie » — nous sommes certains de le voir élargir encore son œuvre médicale, scientifique et philosophique et de voir sa plume illassable nous prodiguer plus que jamais les précieux enseignements de son cerveau généralisateur. Nous perdons le professeur, mais nous gardons l'écrivain philosophe.

*
* *

Le professeur peut être satisfait de son œuvre et attendre sans crainte le jugement que l'avenir portera sur elle. Cette œuvre est immense. J'ai essayé à plusieurs reprises de la caractériser ici même. Je n'y reviendrai donc pas. Elle est d'ailleurs connue de tous les médecins, et les éditions successives de ses divers ouvrages sont le témoin que les lecteurs ne lui ont pas ménagé leur admiration. Deux volumes de *Traité pratique des maladies du système nerveux*; quatre volumes de *Clinique médicale*;

Les Consultations médicales, *Le Diagnostic des maladies de la moelle et de l'encéphale*, *Les Maladies de l'orientation*, *L'Hypnotisme*, *Les Obsessions*, *Le Spiritisme et l'Occultisme*, *L'Etude des centres nerveux*, *Le Psychisme inférieur*, *La Thérapeutique des maladies nerveuses*, *Les Demi-fous*, *La Responsabilité des criminels*, *L'Introduction physiologique à l'étude de la philosophie*, *Le Milieu médical*, *Le Tabes*, *les Idées médicales*, *Les Idées para-médicales*, les trois volumes du *Traité de Physiopathologie clinique*, les deux volumes de la *Thérapeutique générale*, *Les Limites de la biologie*... Et j'en passe ! Et je ne compte pas la multitude des articles !

Quand on a derrière soi une œuvre pareille, originale, personnelle, d'une telle valeur, d'une telle élévation de pensée, d'une pareille puissance d'investigation, d'une si grande variété, d'une si belle portée morale et sociale, on peut se dire qu'on n'a pas perdu sa vie et qu'on fut de l'aube jusqu'au soir un bon et utile ouvrier.

*
* *

Le Professeur Grasset a magistralement clôturé son œuvre de professeur par la publication du deuxième volume de sa *Thérapeutique générale basée sur la Physiopathologie clinique*. J'ai signalé déjà le premier volume. J'en ai dit les principes nouveaux, principes discutés par certains, mais qui me paraissent très logiques et qui consistent à prendre pour base non pas l'*unité médicamenteuse*, mais l'*unité clinique*.

Poursuivant le plan qu'il s'était primitivement fixé, l'auteur y étudie : les médications de la fonction digestive, de la fonction respiratoire, de la fonction circulatoire et du sang, des sécrétions externes et endocriniques (opothérapie), de la nutrition générale (diathèses, diabète, goutte, obésités, rhumatisme, etc.), du système nerveux.

Ce volume complète parfaitement l'ouvrage entier, et parachève cette véritable *Somme* médicale.

*
* *

J'ai sous les yeux la totalité de cet ouvrage, que le Professeur Grasset — dont je m'honore d'être l'élève et l'ami — a bien voulu m'envoyer aimablement au fur et à mesure de ses publications successives. J'ai là, sur ma table, la masse compacte des trois volumes de la *Physiopathologie générale*, les deux volumes de la *Thérapeutique générale*. Ensemble imposant de nos connaissances pathologiques et thérapeutiques vues de haut, « du plafond », comme eût dit Lamartine, vues aussi avec tous les détails nécessaires, ce qui fait de cet ouvrage considérable l'encyclopédie nécessaire aux philosophes de la médecine aussi bien qu'aux humbles praticiens. Fresque superbe, groupant harmonieusement et méthodiquement la multitude de nos connaissances, et qui nous fait revenir à la mémoire le mot de cet autre grand médecin, Bouchard : « Il fait bon vivre à notre époque, quand on s'intéresse à la médecine. » Car rien qu'en parcourant la table, si étendue, des matières, on y voit d'un coup d'œil les progrès inouïs, augmentés chaque jour, et que nous devons surtout à ces trois génies, Claude Bernard, Pasteur et Berthelot, à la doctrine microbienne, aux découvertes de la biochimie, de la biophysique et de la physiologie expérimentale. Encyclopédie splendide, qui forme un tout complet, parfait, sans brisures ; résumant l'enseignement magistral des cinq dernières années de professorat du Professeur Grasset et que domine la doctrine qui dirige toutes les pensées du digne successeur de Barthez, la doctrine vitaliste... *Exegit monumentum.*

*
* *

Et maintenant, nous attendons avec confiance le prochain ouvrage de philosophie médico-sociale de celui qui illustra magnifiquement, après tant de grands devanciers, la vieille Faculté de Montpellier et qui voulut, avant l'âge, quitter d'un pied ferme une chaire où tous, collègues, élèves, amis, auraient voulu le voir siéger encore pendant de longues années.

Et maintenant, nous attendons que l'Académie, qui vient de lui accorder la plus haute récompense dont elle puisse disposer, s'honore en l'appelant à prendre chez elle un fauteuil, à côté de son ami Paul Bourget.

Janvier 1914.

Table des Matières

MAYENNE, IMPRIMERIE CHARLES COLIN

www.ingramcontent.com/pod-product-compliance
Ingram Content Group UK Ltd.
Pitfield, Milton Keynes, MK11 3LW, UK
UKHW021056200726
13857UKWH00003B/958